Ⓢ新潮新書

小松秀樹
KOMATSU Hideki

医療の限界

218

新潮社

はじめに

いま、日本の医療は崩壊の危機に瀕しています。

近年、医療をめぐる事故や紛争について多くの報道がなされるようになりました。それを機に、社会の医療に対する態度が大きく変化しました。患者あるいは家族の告発で医師が逮捕され、事件として立件されることが増えています。一部に問題のある医師がいることを否定するものではありません。しかし、社会の側にも問題がある。日本人を律してきた考え方の土台が崩れています。死生観が失われました。生きるための覚悟がなくなり、不安が心を支配しています。不確実なことをそのまま受け入れる大人の余裕と諦観が失われました。このため、本邦では医療のみならず、専門家と非専門家の齟齬《そご》が、社会の正常で円滑な運営の障害となっています。本書では、社会を支える基本的な考え方についての齟齬を、可能な限り偏見から自由になる努力をしつつ、凝視したいと思います。一部の方は不愉快に思われるかもしれませんが、その際には、不愉快の根源をどうかお考えいただきたい。

二〇〇六年五月、私は『医療崩壊 「立ち去り型サボタージュ」とは何か』という本を朝日新聞社から出版しました。現場の医師として検察に提出した意見書を一般向けに書き直したものです。死生観、医療、法制度、社会について、概念的なことと、現場での具体例を意識的に行ったり来たりしながら、日本の医療が置かれた危機的状況の全体像を提示し、崩壊を防ぐための対策を提案しました。〇四年に出版した『慈恵医大青戸病院事件 医療の構造と実践的倫理』(日本経済評論社)の続編といってもよいものです。

〇二年十二月八日、慈恵医大青戸病院で一ヶ月前に前立腺がんに対する腹腔鏡手術を受けた患者が、低酸素脳症のために死亡しました。翌年九月に同病院の医師三名が逮捕されると、新聞、テレビはもちろん、週刊誌などでも事件として大々的に取り上げられました。数日間つづいた嵐のようなバッシングで、彼らは極悪非道の医師として国民の脳裏に刻印されたのです。このとき私は、一連の報道に含まれる悪意と理性的判断の欠如に大きな衝撃を受けました。

後日入手した慈恵医大の事故報告書を熟読検討したところでは、患者の死の直接原因は、病院の輸血業務のミスが四件重なったためでした。輸血さえ適切に実施されていれば、患者が死ななかったことは間違いありません。最終的な輸血量も、それほど多くはなかったのです。

事件の背景に、「新しい医療」をやりたがる大学病院の体質があったのは事実です。しかしそれは文部科学省、学会、大学の体質に深く根ざした構造的な問題であって、決して逮捕された医師個人の犯罪として片づけられるものではない。言い換えれば、これは、どこの大学でも起こり得たことなのです。

私は、このままではリスクの高い医療を引き受ける医師がいなくなるのではないか、と強い危機感を覚えました。日本の医療を守っていくためには、医療提供者側の努力だけではなく、患者、司法、メディアなど、社会の側にも医療に対する認識を変更してもらう必要があると感じました。

当時、私はこの事件の事実関係を知る立場にありませんでした。当然ですが、第一線の泌尿器科医である私には、調査能力も権限も、またそのための時間もありません。事件の報道に含まれる論理と、医療現場の実態とそれを支える論理について、論考を何本か書いて、いくつかの雑誌に持ち込みましたが、掲載してはもらえませんでした。後から思えば、中途半端な文章の掲載を拒否した雑誌社に感謝しなければなりません。拒否されたために『慈恵医大青戸病院事件』を書きました。この本は事件そのものを扱った本ではなく、事件の報道に含まれる論理についての本です。いささか大げさかもしれませんが、迫害は人を強くする、ということを実感しました。あのとき断られなかったら、『慈恵医大青戸病院事件』も『医療崩壊』も、さらに本書も書くことはなかったでしょうから。

『慈恵医大青戸病院事件』を出版した当時、私の認識は社会に共有してもらえませんでした。十万部も売れることがあれば、日本の医療に影響を与えられるかもしれないと期待しましたが、実際にはほとんど売れなかった。虎の門病院の同僚に、「君の意見は社会の二歩先を行っている。半歩先なら社会は受け容れてくれるが、二歩先だと頭がおかしいと思われるだけだ」と忠告もされました。

しかし、『医療崩壊』を脱稿した後、福島県立大野病院事件が起きました。〇四年十二月、福島県立大野病院で、帝王切開中の大量出血によって患者が死亡。〇六年二月に、業務上過失致死罪で産婦人科医が逮捕されました。事件は大きく報道されました。この事件自体、一般の方には、さほど注目されていないように思いますが、医師の間で活発な議論がインターネット上で繰り広げられたのです。紙面上では目立ちませんでしたが、メディアに対しても、医師側から大量の意見が投げかけられました。

遅まきながら、ようやく私の意見に社会が追いついてきたように思いました。本を出版した後、参議院の厚生労働委員会に参考人として呼ばれ、意見を述べました。また、三人の検察幹部が、それぞれ別々に訪ねてきました。検察首脳は、刑事事件として医療を取り締まることの危険性を理解していました。東京地検に出向いて議論もしたし、その後、検察官が医療現場の実情を現場で見学するようになりました。検察が医療の様々な分野の専門家や、ヒューマン・ファクター工学の専門家のレクチャーを聴くようになりました。これは、各専門分野と検察の相互理解、ひいては、過失犯罪に対する検察の合理的な対応にむけての、意味のある進展だと思います。

専門的知識を持つ第三者による医療事故調査機構を、〇八年度にも設立する動きも出てきました。また、医療事故が起きた場合に、医療従事者の過失の有無にかかわらず、金銭で補償する無過失補償制度を産科領域でつくろうという動きが、与党自民党の中でも出てきています。

日本人が、死を意識のかなたに追いやり、死生観といえるようなしっかりした考えを持たなくなりました。安心・安全神話が社会を覆っています。メディアに煽られ、司法に裏打ちされて、医療への理不尽な攻撃が頻発しています。このため、医療現場はとげとげしいものになりました。勤務医や看護師の激務は昔からあったことです。私は医療崩壊の原因は患者との軋轢《あつれき》だと思います。使命感を抱く医師や看護師が現場を離れつつある。

このまま事態が進んでいくと、結果的に困るのは医療を必要とする患者とその家族です。本書が、医療の置かれている危機的状況の理解をうながし、医療の崩壊をふせぐ一助となることを願ってやみません。

医療の限界◆目次

第一章　死生観と医療の不確実性

死を受容できない

日本人の死生観が変容したように思います。あるいは、日本人が死生観といえるような考えを失ったのかもしれません。これが、医療をめぐる争いごとに影響を与えています。私自身、病院側で対応していると、しばしばそうした場面に遭遇します。

医療と無関係の友人から、ある医事紛争の話を聞きました。個人の特定ができないよう変更を加えて紹介します。

患者は五年前、六十歳で膀胱がんのため手術を受けました。しかし、二年後、がんが肺に転移していることが分かり、抗がん剤が投与されました。転移した病巣はいったん縮小したものの、やがて全身に広がっていき、疼痛をやわらげるモルヒネが投与されました。

友人によれば、遺族は、患者がモルヒネの過剰投与のために死亡した、また、がんが再発したのは五年前の治療方針に問題があったからだ、と主張しているというのです。

通常、膀胱がんは表在性膀胱がんと浸潤性膀胱がんに分けられます。これは進行度の違いというより、病気そのものの性質が異なると理解されています。表在性膀胱がんは、いわば「がんもどき」とでもいってよいもので、このために死亡することはめったにありません。一方、浸潤性膀胱がんは病巣が周囲の組織に染み入るように広がり、また、遠隔転移をきたしやすい恐ろしい病気です。他への転移がなければ膀胱の全摘除術が行われるのが一般的です。手術をした時、がんがどの程度進行しているかによって、その予後が決まります。肉眼で見るかぎり病巣が取りきれたとしても、もし膀胱の筋層の外まで浸潤していると、六〇～七〇パーセントの確率で再発する。再発の九割が局所再発ではなく、遠隔転移としての再発です。再発患者の大半は膀胱がんのために死亡します。

手術で取りきれないと判断されたとき、あるいは再発、転移が生じたときは、M－VAC療法という、メソトレキセート、ビンブラスチン、アドリアマイシン、シスプラチンを用いたかなり強い抗がん剤治療が行われます。この治療法を確立した論文のデータでは、副作用によって四パーセントの患者が死亡しています。病巣がすべて消失した症例数と病巣の大きさが半分以下になった症例数の和を、治療した全症例数の数で割った奏効率でいうと、六〇パーセントぐらいです。

しかし、実際には、この数字の印象から受けるほど有用なものではありません。むしろ抗がん剤で完治するのはきわめて稀なことです。たとえ病巣の大きさが半分以下になっても、残存している限り、患者の生存期間は延長されない。詳細なデータでこのことは証明されています。

膀胱がんの末期には、疼痛を緩和するために、しばしばモルヒネなどの麻薬が投与されます。疼痛が強ければ、どんどん量を増やしていきますから、大量に投与されるような患者は、がんのために早晩死を迎えるのです。

この膀胱がんの患者は、経過としてみれば珍しいものではありません。担当医と行き違いがあったのだろうと想像します。担当医の言動に問題があったかもしれません。いずれにしても、遺族側が、死を受容できないことが紛争をこじらせた大きな原因だろうと思います。

『渋江抽斎』の時代

死や障害を医療のせいにする考えは、教育水準に関係なく容易に伝播するようです。ある大手出版社の編集者が、知人がひじの外傷を受けた後、医療ミスのために障害が残った、と語りました。障害の原因が外傷そのものでなく、ミスであるとどうして判断したのか訊いたところ、根拠がないことに初めて気がつきました。

本当にミスがあったかどうかは、私にはわかりません。しかし、この件で医療側と議論をしたわけではないそうです。知人にとっては、医療ミスとしてしまうほうが納得しやすかった。ですから編集者にそう言い、彼もまたそれを簡単に受け入れる。そうした伝わり方をしていくのです。

歴史的にみると、つい最近まで日本人は日常的に死に直面していました。司馬遼太郎氏の明治維新を扱った小説群は、国民小説といってもいいほど読まれていますが、惜しむらくは、死に急いだ若者たちの死生観が見えてこない。明るく朗らかで闊達な、現代の好青年のようにも見えます。しかし、実際には、彼らの死生観はまったく違っていたと思うのです。

森鷗外に史伝『渋江抽斎』という作品があります。あまり読まれない本ですが、鷗外の作品の中では高い評価を受けています。私は、そもそも鷗外はあまり好きではなかったのですが、この本を読んで鷗外を見直しました。江戸末期の知識人の生活をできるだけ忠実に再現しようとしたもので、鷗外自身は小説とは考えていませんでした。

ここで描かれる生活の端々に、抽斎のものの見方、考え方が現実感を持って示されます。抽斎は、坂本龍馬より三十一歳年長の同時代人で、医師であり、儒学者でもありました。生涯に四人の妻を迎えました。最初の妻とは六年で離縁、二番目の妻は長女を出産後二ヶ月で死亡、三番目の妻は結婚後十三年目に病死しています。抽斎は、安政五年、五十四歳でコレラと思われる病気のために亡くなったということです。この年、コレラの大流行で、江戸では二万八千の人命が奪われました。

話が少しずれますが、現代の日本の衛生環境でコレラが大流行することは考えにくいことです。そもそも現代の日本人はコレラにかかっても、死ぬことはめったにないと思います。栄養が行き届いており、余力があるからです。十数年前、バングラデシュで講演をしたことがあります。会議の最中に停電になりました。しばらくして、発電機に切り替えられて、会議が続けられましたが、こんどは発電機が故障して、スライドがまったく使用できなくなった。このときに思ったのですが、電気の供給に不安があると、冷蔵庫の温度を一定に保つことができず、輸血のシステムを構築することはできません。バングラデシュでは、手術そのものが、きわめて危険であることを実感しました。さらに聞くと、当時、バングラデシュで男性の平均血色素量が九グラム／デシリットルとのことでした。日本人の男性は十五から十六グラム／デシリットルですので、ひどい貧血といってよいと思います。通常、手術の前後には、血色素量として最低でも十グラム／デシリットルを維持しようとします。慢性的な栄養不足があると、ちょっとした病気で人はすぐに死にます。バングラデシュには、医療援助より、経済援助がはるかに重要だということなのです。

話をもどします。抽斎は四人の妻との間に七男七女をもうけましたが、抽斎が死亡したときに生存していたのはわずか六人。それでも抽斎は後世に子どもを残すことに成功しました。私は大阪の下級武士の家系の十四代目に当たります。しかし、家系図をみると、子どもにめぐまれず、あるいは、やっと生まれた子どもが死亡して、養子を迎えている記載が何ヶ所もあります。実は、私の父母は共に、香川県の農家の生まれで、武家とは何の関係もありません。

『渋江抽斎』には身内の葬式の場面が頻繁にでてきます。多くの子どもが生まれ、その多くが成人することなく死亡しました。死と隣り合わせの日常で、幕末の革命家は何もしないうちに死んでしまうことを恐れたに違いありません。

現代では、日本人が死を眼前にすることはめったになくなりました。家庭で死を看取ることが少なくなっています。死にゆく家族の世話を病院に委ねてしまうのが普通になりました。しかも、日本人の少なからざる部分が、生命は何より尊いものであり、死や障害はあってはならないことだと信じています。一見、筋が通っているようですが、そのために死や障害が不可避なものであっても、自分で引き受けられず、誰かのせいにしたがる。私は、あえてそれを「甘え」と呼びます。しかし、メディアや司法はそれを正当なものとみなし、ときに十分な責任を果たしている医師を攻撃するのです。

不老不死という幻想

がんは「早期発見、早期治療」が肝心といいますが、常にそうであるとはかぎりません。たとえば高齢男性の多くが、無症状のままの前立腺がんを有しています。躍起になって検査を繰り返し、小さながんまで「早期発見」し、徹底的に「早期治療」を行うと、かえって体を傷め、消耗させてしまうことにもなるのです。どんなに不老不死を願っても、人間が生き物である以上、一定の年齢になれば生命は維持できない。どんなに優秀な医師でも、人間本来の寿命を延ばすことはできません。

かつて秦の始皇帝は、不老不死の薬を求めて世界中に探索隊を派遣しました。「早期発見、早期治療」にはそうした不老不死の幻想が含まれているような気がします。『死生観・死の準備教育』を提唱する、イエズス会司祭のアルフォンス・デーケン上智大学名誉教授は、全国各地で行われた講演の冒頭、いつもこう仰っていました。

「医師はみなヤブ医師である。なぜなら、いくら医師が努力しても必ず失敗して、人間はいずれ死ぬから」

人間は必ず死ぬ。これはいかに医療が進歩した今でも、抽斎の時代と変わりません。生老病死が人生において不可避のものであることを、常に意識すべきです。死は欲望を空しくし、個人のいさかいに終止符を打ちます。死に対する覚悟は、人を成熟させます。しっかりした宗教は、人間を死と直面させる。まともな文明は、死を見えない彼方に追いやりはしません。キリスト教は「死を想え」といいます。中世、ペストが大流行したヨーロッパでは、短期間に地域の三分の一もの人が死亡するような状況があった。不可避の死を常に意識し、だからこそより良く生きることが求められたのです。

日本にも昔から「無常観」という、長い歳月のなかで磨かれた死生観があります。多くの人が生まれ、それぞれの生を営み、あるものは子をなし、死んで行く。家族の誰かが死ねば悲しい、それは当然です。しかし家族の死の悲しみは、歴史的に無数に繰り返されてきたことです。悲しみは死があってこそであり、死がなければ、人は死を望むに違いありません。

社会は人の死を前提に成立しています。人類の歴史は、無数の人間の死の上に積み重ねられてきた。未来への希望は変化を意味しており、それは死なしにはありえない。まったく人が死ななかったら社会はどうなるか、想像してみればお分かりいただけると思います。

不確実性を許容できるか

医療とは本来、不確実なものです。

しかし、この点について、患者と医師の認識には大きなずれがあります。

患者はこう考えます。現代医学は万能で、あらゆる病気はたちどころに発見され、適切な治療を受ければ、まず死ぬことはない。医療にリスクを伴ってはならず、一〇〇パーセント安全が保障されなければならない。善い医師による正しい治療では有害なことは起こり得ず、もし起こったなら、その医師は非難されるべき悪い医師である。医師や看護師はたとえ苛酷な労働条件のもとでも、過ちがあってはならない。医療過誤は、人員配置やシステムの問題ではなく、あくまで善悪の問題である。

しかし、医師の考え方は違います。人間の体は非常に複雑なものであり、人によって差も大きい。医学は常に発展途上のものであり、変化しつづけている。医学には限界がある。医療行為は、生体に対する侵襲（身体へのダメージ）を伴うため、基本的に危険である。人はいつか必ず死ぬ。しかも、医療は、いつでもすべてに対応できるような体制をとれない。

ややこしい状況、とくに救急医療の現場では、常に最適の医療が最速で提供できるわけではありません。すべての患者の病状に応じた完璧な準備などありえないし、そこに居合わせた医師個人にそれを求めるのは無理というものです。野球にたとえるなら、一〇割打者でなければ「おまえはダメなやつだ」というのと同じです。

医療行為は不確実です。医療の基本言語は統計学であり、同じ条件の患者に同じ医療を行っても、結果は単一にならず、分散するというのが医師の常識です。

医療は大量生産できる工業製品とは、根本的に性質を異にします。プレス機を使ってスプーンを作るのとはわけがちがいます。金型を使って、同じ材料を同じ強さとスピードで打ち抜けば、均質な製品を大量に作ることができる。しかし、年齢や生活環境、職歴、既往歴などが同じ人間というのは存在しません。手術をすればどうしても医師の技量には個人差がある。サッカー選手でストライカーなら、誰もがロナウドと同じプレーができるわけではないのと同じことです。

しかし、医師側も安易なリップサービスをやりすぎたところがあります。患者に安心・安全の幻想を振りまきすぎました。私はよく講演を頼まれますが、「安心・安全の医療のために」といった題をつけられて困惑することがあります。

「安全な医療」というのは何を指すのか。一〇〇パーセント安全な医療などありません。誤解をまねく言い方かもしれませんが、医療行為における安全というのはリスクとまったくイコールで、正確にはリスクが多いか少ないか、リスクを変数としてとらえるしかないのです。

低侵襲手術（minimum invasive surgery）という標語があります。身体への侵襲が少ない手術のことで、腹腔鏡手術を推進するためのキャッチコピーとして使われました。これが「安全な医療」かというとそうではない。確かに傷が小さく、痛みは少なく抑えられる。術後一週間以内での疼痛に限っていえば、メリットは多少ある。ただし、硬膜外麻酔が、術後の疼痛緩和のために使用されるようになり、開腹手術でも疼痛は大きな問題ではなくなっています。また、カメラとモニターで映像が拡大されるため、肉眼より細かいところまで観察できる。一方で、小さな孔から器具を挿入して限られた視野で行う手術では、画面に映っていないところで不用意に手術器具を動かすと、事故につながる恐れがある。術野全体に目を配りながら、多方向から、自由に柔軟に自分の両手を使ってできる開腹手術と比べると、安全性という面ではどうしても劣ります。

手が自由に使用できないため、多くの器具が考案されていますが、いずれも落とし穴を秘めている。例えば、超音波駆動メスは組織を挟む鉗子のようになっています。組織を挟んで作動させると、細かく振動し、組織を切断するとともに高熱を発生する。高熱で蛋白が凝固し、血管がつぶされて止血される。このために、止血と切断が同時にできます。しかし、挟んだところだけでなく、先端も振動し、先端が触れている組織が破壊され、ときに大出血の原因となります。さまざまな工夫を凝らされた、一見便利そうにみえる器具には、それぞれ特有の危険が潜んでいます。実際、大きな事故についていいえば、開腹手術より腹腔鏡手術の方がたくさん発生しています。

治療をやるか、やらないかは、期待される成果とリスクを比較検討して決定します。リスクのない治療はありません。そしてどんなに最善を尽くしても、低い頻度ながら、事故は必ず起きる。くどいようですが、一〇〇パーセントの安全などというものはありません。

では、安心とはどういうものか。人は必ず死にます。しかもいつ死ぬかわかりません。医師の医療上の予想はあくまで過去の統計に基づくもので、確率で表現されます。五年後の生存確率が五〇パーセント、という程度の表現しかできない。個々の人間について、将来の生命を正確に予想することは不可能です。厳密にいえば、ある個人が明日生きているかどうかも、医師には正確に予想する能力はありません。死ぬことを恐れる限り、誰でもいつか必ず死ぬわけですから、絶対に安心はできないということです。死を受け入れない限り、安心は得られません。安心というのは、病院が提供できるものではなく、個人の心の問題でしかありません。

十時間を超える説明

医療現場を落ち着いたものにするためには、医療の不確実性についての認識を、患者と医師で共有しなければならないと思います。読売新聞・本田麻由美記者の文章にその難しさが書かれています。

「『医療は万能ではなく、不確実なものだ』――。間もなく4年になる乳がんの闘病生活を通じて、この言葉の意味がわかるようになった」

「『医療の限界』を実感したのは、患者になってからだ。きっかけは最初の手術から半年で見つかった局所再発だった」

「彼らは、乳房全摘でもすべてのがん細胞を取り切れない場合もあること、がん細胞が増殖して大きくならないと検査でも発見できないこと、標準治療がすべての人に効くかどうかは分からないこと――など、人間の身体の複雑さや医療の難しさを、とことん説明してくれた」

「延べ10時間は超える対話を通して、『現代医療も不完全で分からないことだらけ』ということを認識できた」

「知人の小松秀樹・虎の門病院医師は、『医療の不確実性と限界を理解してもらうことが、医師と患者の不毛な対立を防ぐのに役立つ』と言う」
「その通りだとは思うが、患者には、『不確実性』についての説明を受ける機会が少ない。そこに『不信』の根がある」

「がんと私」（本田麻由美　読売新聞二〇〇六年六月十六日付朝刊より）

私自身、一九八〇年代半ばには、医療について、医師と患者に大きな齟齬があり、対立の原因となっていることを実感していました。しかし、多くの医師は、本田記者が指摘しているように、つい最近までこのことに気付いていませんでした。

虎の門病院の泌尿器科では、医療の不確実性については、かなり説明をしているつもりです。しかし、患者に納得してもらうために、十時間以上の説明が必要だとすると、医療現場にこの責任を押しつけるのは無理があると思うのです。

本田記者は闘病生活に苦しんできました。大きな不安の中で検査結果を待ったり、あるいは、検査結果に喜んだりしてきました。さらに重要なことですが、本田記者はこれに正面から取り組み、考え続けてきました。本田記者には多くの愛読者がいます。彼女に、医療の不確実性についての意見を新聞に書いてもらうのは非常にありがたいことです。医師がいくら説明しても伝えられないものを、彼女は伝える能力を持っています。私は本田記者に絶賛のメールを送りました。

しかし、十時間以上の説明が受けられたのも、彼女が世界最大の新聞社の有名な医療記者だったからではないでしょうか。すべての患者がこうしたていねいな説明を受けるのは、現在の医療体制ではとても無理です。

人間はいつか必ず死ぬということ、医療が不確実であるということは、本来社会の共通認識であるべきだと思います。しかし現実には、ほとんどのメディアが不確実性を受け入れようとせず、一方的に患者と医師の対立を煽ってきたところがあります。

武士道からみた現代人

話が少しそれます。江戸時代、武士は祭りのときは外へ出てはいけなかった。羽目を外した庶民との間で、不測の事態が発生することを避けるためです。リスクのあるところにいるかぎり、一〇〇パーセントの安全はありません。ちょっと考えれば、生そのものが常にリスクにさらされていることが分かります。自分の安全を誰かにゆだねてしまい、すべてを誰かのせいにするということに、私はどうしても違和感を覚えます。

菅野覚明《かくみょう》氏の『武士道の逆襲』（講談社現代新書）を読んでいただけると分かるのですが、本来、武士道とは、かなり乱暴なもので、江戸期の儒教的武士道や新渡戸稲造が創作したキリスト教的武士道とは大きく異なるものです。自分以外のものを一切あてにせずに、自分の力だけを頼みに生きる。「たぶん大丈夫」とは決して思わない。戦闘に負けると、すべてを失います。殺されれば、相手を卑怯と非難することもできません。徹底したリアリズムの世界です。戦闘に臨んでは、勝つことが絶対でした。死地で、全力を出し切らねばなりません。そのために、異様な緊張感を強いる考え方、生き方が形成されました。武士の苛烈な戦闘者としての生き様は、とても現代にそのまま適用できるようなものではありません。しかし、武士道と対比することで、現代の日本人の特徴が浮き彫りになります。

菅野氏の『武士道に学ぶ』（日本武道館）から武士道についての記述のいくつかを引用してみます。

「食うに困れば、どこかに働き口がある。病気になっても、医師がいる。海に行けば魚がいるし、種をまけば春には芽を出し、秋には稔《みの》る。そのように、私たちはさまざまなことをあてにして、たいがいの場合は、それで大過なく世を渡っているように思われます。しかしながら、少し考えれば誰にもわかることですが、世の中に絶対確実にあてになるものなどは、本当のところは何ひとつありはしないのです」

「今日の人は、『覚悟』というと、何か特別な危機に見舞われたときに心を決めることのように考えております。しかし、『覚悟』が特別なことのように思えるというのは、むしろ我々の覚悟のなさを証し立てているのです」

菅野氏は武士道における最大の原理を「死ぬ」ことだとして、山本常朝の『葉隠』を引用し、説明します。

貴となく、賤《せん》となく、老となく、少となく、悟りても死、迷ふても死。扨《さて》も死《しぬ》る哉《かな》。我人死と云《いう》事しらぬではなし。爰《ここ》に奥の手有り。死《しぬ》と知ては居るが、皆人死はててから、我は終りに死事の様に覚《おぼえ》て今時分にてはなしとおもふて居るなり。はかなき事にてはなき也。何もかも益《やく》にたたず。夢の中のたはぶれ也。ケ様《かよう》におもひて油断してならず。足下に来る事なるほどに、随分精を出して早く仕廻筈《しまうはず》なり。

「人は誰も、人生において成すべきことが皆遂げられたときに、はじめて死がやってくるもののように思いこんでいます。しかし、よく考えればそんなことはありえないので、用事が済もうが済むまいが、こちらの都合とは関係なしに死はやってくるのですし、人生というのも本当はそういう仕掛けになっているわけです。ですから、我々の思い込みこそはまさに夢なのであって、人生の本当のところは、死がいつも『足下に来る』ということなのです」

割り箸事件

一九九九年、戸外で転び、折れた箸がのどから脳に刺さって四歳の小児が死亡しました。この事件で、救急診療を担当した耳鼻科医が刑事訴追されました。一般人はなぜそのようなものが見つけられなかったのかと不思議に思った。一方で、多くの医師は、そのような事態は想定できず、想定できなければ、診断できないと考えました。第一審では、診断できたとしても、救命できなかったとして医師が無罪になりました。この事件では、残念なことですが、患者側の一部と、医師側の一部の人たちの間に、感情的な非難の応酬があった。ネット上には、親を非難する、読むに堪えない匿名の意見を多数みることができます。

あえてタブーを書きます。私は、この事件で、感情的な軋轢を招いた大きな原因の一つは、親の監督責任について、正面切って議論されなかったことだと考えています。医師が被告の刑事裁判は医師の責任について議論する場であり、親の監督責任は別の問題となります。しかし、民事裁判では、過失相殺との関連で、親の監督責任について最初から議論されてしかるべきでしたが、なぜかそうならなかった。過失相殺とは原告側に過失があれば、その分、被告の過失が相殺されるというルールです。親の監督責任について、メディアも一切触れませんでした。ひそひそ話でしか語られなかった。裁判官やジャーナリストが、口にできない何らかの理由で、議論を抑えたのでしょう。これは、患者側にとっても、不幸なことだったに違いありません。

法律の最も重要な部分は、規範そのものを定めた部分ではなく、刑事訴訟法や民事訴訟法といった手続法にあります。第三章で紹介するグンター・トイブナーというドイツの法社会学者も、法を対話の形式としています。対立する双方に、できるだけ議論のすれ違いがないようにしつつ、十分に主張を尽くさせる。これが、判決の正当性を担保します。

この考え方は法廷外でも同じです。一方の考え方を最初から完全に否定すると、対話は成立せず、泥仕合になる。私は、この事件では、診断できたかどうかと関係なく、医師の診療態度に大きな問題があったと考えています。診療態度が刑事責任を科すに足る理由かどうかは、法廷で十分すぎるほど議論されました。しかし、医師の責任を堂々と追及するためには、どこかで親の責任についても議論しておく必要があった。議論しにくいから、止めてしまおうという暗黙の了解が、感情的軋轢を生んだと思います。この暗黙の了解に、説得力のある思想があるのかというのが、この本のテーマでもあります。

当然ですが、誰かを非難するときに、自分が非難される可能性を担保しておかなければ、自分の正当性が損なわれます。戸外で小さな子どもに箸をくわえさせたまま歩かせることの責任をどう評価するのか。さまざまな考え方があると思います。それゆえに、救急医療を担当した医師の責任について議論するのとは別に、親の責任についても落ち着いた議論が必要だったと思うのです。

日本の救急医療のあるリーダーは、割り箸事件の影響が甚大だったと言います。日本では救急専門医が少なく、救急医療は非専門医によって支えられてきました。そもそも、救急医療は、他の診療科より、その場でのとっさの判断（当然、判断ミスが起こりやすい）が迫られる場面が多く、相対的にラフな医療です。こうした医療を、訓練を受けていない医師が、こわごわやってきた。彼らは、自分も犯罪者として糾弾される可能性があると考え、診療をいやがるようになったのです。

救急医療の限界は、医師の能力の問題だけではありません。財政上、二十四時間あらゆる事態に即座に対応できる体制にある病院はない。また、人は死すべき存在であり、救命できないこともしばしばある。多くの中小の救急病院は、紛争を恐れて、救急医療から撤退した。このため、東京近郊では一部の救命救急センターに年間五万から六万人の救急患者が押しかけるようになりました。このような最後の砦も、医師の疲弊で危うくなっています。

期待と結果の混同

話を現代における不確実性の扱いに戻します。不確実性をめぐる専門家と非専門家の齟齬は、医療に限らず、多くの分野で認められます。慶応大学商学部教授の権丈《けんじょう》善一氏によると、例えば年金問題でも、不確実なものを不確実として受け入れない人たちが、適切な議論の妨げになっているということです。なぜでしょうか。

権丈氏の文章から、少し引用してみます。ちなみに『勿凝学問』とは福沢諭吉の言葉で、学問にばかり凝りかたまるようではいけない、ものごとを広い視野でとらえるように、といった意味だそうです。

「人口推計や経済予測・医療論議における医療費予測が外れたときに激しく予測者たちを非難するメディア・研究者たちの姿勢は、医療行為には『不確実性』が伴うことを理解しないままに『医療事故』を報道し今日の『医療崩壊』を引き起こす原因を作ったメディアの姿勢と同じなのである」
「公的年金は、将来予測に対して〈人知の限界〉があるゆえに存在する」
「人間が的確な予測力をもつのであれば、勤労世代から退職世代に所得を再分配する現在のような賦課方式の公的年金など必要ないであろう」（『勿凝学問48』　権丈善一）

そもそも将来のことは分からないのだから、不確実なものは不確実なものとして、扱いましょう、年金はそうした前提に立っているということです。

人は不確実なものを不確実なまま引き受ける際に不安を感じます。この不安に耐えられないことが、攻撃行動の原因になっているのではないでしょうか。不安に耐えられないということと、先に述べた覚悟の問題は同じことなのかもしれません。

他にも不確実性を受け入れられない原因があります。一つには因果律についての知識の欠如がある。例えば、同じ医療行為の結果は、確定せず、確率的に分散します。しかし、原因と結果が一対一の関係にあり、結果から原因を特定できるというドグマが、メディアや、あろうことか、裁判官まで支配しています。これは法律家の使用する言語の問題でもあります。法律家の言語は科学の世界とはずいぶん異なります。この言語が、法律家の思考内容や思考の範囲を限定しているように見えます。法律の言語体系では議論しにくい世界があることを、法律家も知っておく必要があります。

もう一つの理由は調査（勉強）と調査内容を有機的に結びつける想像力が欠如していることです。現場の人間がどのような環境に置かれているのか、どのような過程で人間の活動が営まれるのかを十分に調査しない。医師はスーパードクターばかりではないのです。どこまでが個人の責任なのか、通常の能力しか持たない人間はどの程度の働きで社会に有用とされるのかなどについて、想像をめぐらせなければならない。そもそも無理なことを要求することは無責任です。裁判官やジャーナリストは往々にして、発言や行動を責任あるものにするのに必須の想像力を持っていません。

さらに、期待は容易に予想される結果と混同されます。三十年ほど前、『ニューイングランド・ジャーナル・オブ・メディシン』という有名な臨床医学雑誌に掲載された、がんの免疫療法の総説論文を読んだことがあります。総説とは、原著論文のように、自分のデータに基づいて新しいことをいうのではなく、ある分野についての多数の論文を読んで、その分野の知見と動きをまとめるものです。この論文を記憶しているのは、最後の結論部分にあった言葉のためです。「がん治療のこの分野では、しばしば、期待は結果と混同されてきた」と書かれていました。私自身、がんの免疫療法についての、社会の過剰な期待と大げさな扱い方に厳しい見方をしていました。これは今も変わりませんん。当時この表現を読んで「うまいことをいうなあ」とひどく感心しました。メディアでは、「こうなってほしい」ことを、「こうでなければならない」、さらに「こうなるに違いない」と簡単につなげてしまいます。これはW杯サッカーでの報道を思い出すと分かっていただけるはずです。

話がそれますが、私は、外科医は「勇気あるペシミスト」でなければならないと若い医師に教えています。基礎医学者はオプティミストとして、大きな発想で夢をみればよい。ただし、大きな仮説はほとんど当たりません。しかし、誰かの後追い実験で、ちまちました結果を出しても進歩につながりません。大きな仮説が証明されると大きく科学が進歩します。たとえ仮説が事実でなかったとしても、その科学者が大出世できないだけで、被害者はでません。

しかし、外科医は、「たぶん大丈夫だろう」では、ひどく危険です。「たぶん」にたよるという思考は外科医には許されません。これは日本の中世の戦闘者と同じです。『葉隠』の山本常朝ではありませんが、あいまいなものを頼って「うかうかと日を暮らす」と、手術の安全性、成績が確実に下がる。常に、あらゆる可能性を考えていないと、事故につながります。

私は、術後経過が悪いとき、しばしば夜眠れなくなります。また、眠りながら考え続けて、翌朝、対策がまとまっていることがあります。楽観的な外科医は長い年月第一線で手術を続けることはできません。何らかの理由で、メスを捨てざるをえなくなる。また、心配ばかりして、必要な手術を避けることも適切ではありません。悲観的に捉えながらも、勇気を奮って、必要な手術は実施しなければなりません。

ところが、メディアには、あれこれ困難な状況を考えて苦慮する大人の悲観主義は受け入れられません。根拠のない楽観主義がメディアを支配しています。結果が悪いと楽観主義を反省することなく、努力を続けてきた専門家を断罪するのです。

医療の不確実性を象徴的に示しているのが、入院診療における有害事象の発生頻度です。入院診療では、退院数を母数にして七パーセントぐらいの確率で、有害事象が発生します。これは世界のどこでも同じようなものです。多くは不可抗力による合併症や副作用ですが、手術では術者による技量の差があり、それが生死を分けるようなことがある。なかには医療提供者の過誤による傷害も含まれます。実際に、患者側が不信に思うような事態は発生している。しかし、それをゼロにすることはできません。

第二章　無謬からの脱却

医療と検察の「無謬」

行われた医療行為に対して、期待どおりにならなかった、結果が不満だといって、患者や家族は病院に苦情を持ち込みます。これに病院が対応するわけですが、かつては問題がありました。医療に過誤はあってはならず、はなから過誤などないものとして対応する傾向があった。つまり「無謬」が前提であったため、病院の医療過誤の究明が組織的になされることもなく、医療側に問題があってもしばしばうやむやにされてきました。無謬が前提ですから、調査委員会のような、それを否定しかねない機関は当然用意されていなかったのです。

資質に問題があるとしか思えないような医師も、そのまま放置されてきました。これは免許の取り消しや資格停止などの行政処分が、刑事での有罪判決を前提にしていたためです。「隠蔽体質があり、謝らない」という患者側の非難にも、十分な理由があったと思います。

これは時代を支配する思想によるところが大きい。例えば、戦前の刑事司法は手続きを軽視し、威嚇的な捜査方法はもちろん、拷問なども日常的に行われました。罪を犯していたことが確かなら、犯罪立証の過程が問題にされることはなかった。だからといって戦前の司法が悪人に支配されていたということではなく、あくまで当時の国家権力、ひいては司法を支配していた思想の問題です。

少し議論がずれます。医師の団体に自浄作用がないという非難をしばしば受けることがあります。有効な自浄作用がないということに関しては、私も確かにそうだなと思います。しかし、実際に自浄作用を持つことは制度的に難しい。自浄作用を発揮するためには、調査権限と医師を処分する権限、あるいは、病院を処分する権限が必要です。ところが、医師の団体は日本医師会を含めて、強制加入の団体ではありません。私自身、日本医師会には所属しておりません。処分できるとしても、加入している医師に対し、会員としての資格に関する処分しかできません。医師の団体が医師免許を交付しているわけではありませんから。この点で、法律で権限が付与されている弁護士会とは全く異なります。

元に戻します。ある元検事と議論していて、「医療業界にはひどい隠蔽体質がある。明らかに非があっても、全く謝ろうとしない」とひどく非難されました。反論しませんでしたが、一方的なものの見方をする方だなと思いました。少なくとも現在では、医療側にくらべると検察のほうがはるかにこうした体質が根強いと確信しているからです。

検察は現在でも無謬を前提としています。めったなことでは謝りません。裁判官も同様で、間違えても責任は取らず、謝ることも一切しない。自分たちは免責されるのが当然だと思っている。確かに憲法は裁判官の身分を保障していますが、免責までは規定していないはずです。

裁判官、検察官を含む公務員個人に対して損害賠償請求ができるかどうかについて、説は分かれています。国家賠償法第一条一項では、「国又は公共団体の公権力の行使に当る公務員が、その職務を行うについて、故意又は過失によって違法に他人に損害を加えたときは、国又は公共団体が、これを賠償する責に任ずる」と規定しています。

同二項では、「前項の場合において、公務員に故意又は重大な過失があったときは、国又は公共団体は、その公務員に対して求償権を有する」と、国または公共団体が、故意と重過失に限定して公務員に求償できるとしています。

被害者に対する公務員の直接的な賠償責任について説は分かれていますが、判例や通説では、被害者は公務員に直接的な求償はできないとされています。理由について、宇賀克也氏が書いた『国家補償法』には、以下のような記述があります。

「行政が非常に複雑多様化した今日においては、公務員は自己の職務上の行為の適法性を判断することが困難な場合が稀でなくなり、また、公的部門においては、積極果敢に行動することにより公益が増進されても当然視されることが多いのに対して、自己の行動が国民に損害を惹起すると、強い批判を浴びる傾向がある」

「公務員は、市場メカニズムに委ねることが困難な公共財を提供することが義務づけられることが多いので、その不作為による機会費用は大きいが、不作為による被害は作為による被害に比べて一般的にいって可視的でないため、前者によって訴訟を提起される可能性は、後者によるそれに比べて小さいといえると思われる。そのため、公務員個人責任を認めることは、公務員を危険嫌忌的（risk-averse）にし、公務の適正果敢な運営を阻害し、ひいては、公的部門の人材確保を困難にするおそれがある」

これ以上の理由は記載されていません。

今後どうなるか分かりませんが、現在の日本の医療、とくに、入院診療は公共財として運営されています。ですから上記理由は、医師についても当てはまる。これらの理由を見るかぎり、裁判官や検察官だけに免責を与えるのを当然とするのかどうか、議論の余地があると思います。

最近は、病院だけでなく、医師個人が賠償を求められることが増えています。感情的な恨みからくるものでしょう。さらに医師は、賠償責任を負うだけではなく、ときに過失犯罪の被告として刑事責任まで問われるのです。

一方で、検察は被告を有罪にするために、被告にとって有利な証拠を意図的に提出しないことがあります。被害者から見れば、過失ではなく故意犯罪とさえ思うかもしれません。刑事、民事でともに免責を受けるためには、それなりの理由が必要です。とくに、他の職業と比較した上で納得できる論理が必要ですが、法律家は自らの免責事由を十分には提示できていないと思います。

「過つは人の常、許すは神の業」

一九九九年に『To err is human』という本がアメリカで出版されました。翌年には本邦でも翻訳され『人は誰でも間違える』というタイトルで発売されました。このタイトルは「To err is human, to forgive divine」(過つは人の常、許すは神の業)という章句の前半だけを取ったものです。

実のところ、医療の安全に関する本としては、インシデント(誤りはあったが被害がなかった事例)報告を過大に評価しすぎるなど、現時点でみれば陳腐なものといってよいと思います。しかし、何と言ってもタイトルが絶妙でした。大げさかもしれませんが、これによって世界全体で医療についての考え方が変わったともいえる。病院は無謬を前提にするのではなく、間違いは起こるものだということが前提になったのです。

〇三年に厚生労働省は、大学病院などの特定機能病院や新人医師に臨床研修を行う臨床研修指定病院に、医療安全管理者を置くことを義務づけました。厚労省についていえば、私はその政策、施策には本音が足りないといつも感じていましたが、これは大英断だったと思います。

これ以後、病院の安全対策、事故への対応が急速に改善されつつあります。医療提供者として残念ですが、医療側だけで自発的にこのような努力が始まったわけではありません。通常の医療が刑事事件化するようになったことも、医療側の改善行動を促す大きなきっかけだったことは間違いありません。

病院には多くの苦情が寄せられますが、その中には相当数のクレーマーが含まれます。病院は外部にそれを公表するわけにいきませんから、こうした実態が世間の目に触れることはありません。

しかし、有害事象（過失の有無に関係なく、医療行為によって生じた望ましくない結果）が起きると、クレーマーは病院に対して執拗な攻撃に出ます。クレーマーは病的人格を持った人間ではなく、ごく普通の人です。世間の風潮に乗って、一〇〇パーセントの安心と安全を求めている。死を恐れる以上、安心は得られるはずもない。生きることへの欲望と不安が、攻撃性に変容してしまっている。病院はメディアが騒ぐことや社会からの批判を恐れて、しばしば無茶な言い分を辛抱強く聴く。問題行動をたしなめることもしない。こうなると冷静な議論はできません。こうした交渉は病院では日常的に行われています。一方的な攻撃に対応する職員が、心労のため入院に追い込まれることもあります。

治療は常にリスクを伴う

社会は医療に過剰な期待を持ち、そのぶん攻撃的になっています。

医療側は攻撃されても仕方のないような体質をかつて持っていたし、一部ではまだ引きずっている。こうした状況のもとでは、不毛な紛争が起こりやすくなります。私自身、このことを八〇年代の末ごろには意識するようになりました。

現代における医療倫理の中心的概念は、インフォームド・コンセントです。十分な説明をしてできるだけ患者本人に理解してもらい、本人の同意を得てはじめて医療を行うことになります。医療では、診断や治療のために、しばしば、放射線を浴びせ、薬剤を投与し、手術をします。いずれも、体に良くないことです。これを侵襲という言葉で表現します。医師がよかれと思って診療にあたっても、治療の目的を果たすことなく、かえって、侵襲のために、傷害を受けたり、生命が奪われたりすることが起こります。よしんば適切な医療であろうと、患者本人が望まない医療を患者に押し付けることはよろしくないと考えられています。患者は自己決定権を有しており、重要な治療方針を医師が患者に代わって決定することは、許されなくなっています。

早期前立腺がんを例にとって、インフォームド・コンセントについて考えてみます。治療方法の選択は治癒の確率だけで決められるものではありません。とくに、早期前立腺がんでは、短期間でそのために死んでしまう可能性はほとんどありません。たとえ再発しても、最終的な死の原因になるかどうかわかりません。高齢者では、そもそも残された人生もそう長いものではありません。根治してもしなくても、たいした差はないということになります。そうなると、治療方法のリスクが選択の重要な要素になります。選択可能な治療法はいろいろありますが、それぞれに目立つリスク要因（【　】内）があります。根治手術【尿失禁】、放射線治療【難治性直腸潰瘍】、無治療経過観察【がんの進行】——という具合です。いくら論文や病院での治療成績を参照しても、それで万全ということはありません。患者のライフスタイルや人生への処し方が、治療方法を選択する大きな要素になります。医師は可能な限りの説明をし、情報を提供します。手首が切れて動脈から出血しているとすれば、止血するしかない。止血しますよ、と話して止血します。後で同意書を書いてもらっても大きな問題ではないと思います。しかし、複数の選択肢があるとき、治療法を決定する場面で、医師は控えめにならざるを得ない。

医師のライフスタイルや人生への処し方は患者のそれとは異なります。最終的に「えいや」と決めるのは患者本人しかいないのです。

説明には手術と同じぐらいの注意深さが必要ですが、わが国の医師はまだ十分に理解しているとは言えません。最近どうなっているのか把握していませんが、一時までは、大学病院は遅れていました。年齢が高い教授職にある医師がとくに問題でした。彼らには、インフォームド・コンセントの概念を教育するだけでなく、制度や規則でがんじがらめにしてでも、適切な行動を強制する必要があります。

第三章　医療と司法

賠償命令は非難を含む

病院の診療に関して患者側に不満があると、病院がまず対応します。それで解決がつかないと民事訴訟になる。二〇〇四年にあらたに起こされた医療関係訴訟は一一一〇件、九六年には年間五七五件ですから、十年もしないうちにほぼ倍増しています。

民事訴訟には大きな問題があります。ひとつは患者側に立証責任があるということ。長年、患者側の弁護士として名古屋を中心に活躍してきた加藤良夫氏は、患者側の立証を阻む三つの壁があると言っています。医療の専門性、密室性、封建制です。現在は必ずしも適切ではないと思いますが、過去にこうした壁があったことは間違いありません。

確かに、医療の専門性の壁は高く、普通の患者に立証責任を負わせるのは無理があります。密室性と封建制は、わが国の医療が長年抱えてきた宿痾《しゅくあ》でした。その原因は主として大学の医局制度にあります。第五章で述べますが、自由に自分の意見をいうことは許されず、医師としての良識と信念にもとづいて行動することより、共同体としての意思が優先される。若い医師たちはなんら法律的根拠を持たない「医局」という組織の中で、発言と行動を抑制されてきました。

訴訟費用の負担の問題もあります。地裁での民事裁判は、すべてを平均すると九・二ヶ月かかっているが、医療裁判は実に三四・六ヶ月もかかっている（エリック・A・フェルドマン「司法制度改革と医療過誤訴訟――正義・政策・鑑定人制度」『法律時報』〇四年二月号）。二審、三審と進めば、さらに長い年月がかかります。勝訴しないと費用が出ませんから、貧しい患者や家族は訴訟に踏み切れない。経済的な負担に加えて、訴訟自体に多大なエネルギーが必要です。このために多くの被害者が泣き寝入りになっています。訴えたくても訴えられない、という声なき声の積み重ねが、医療に対する不満と恨みを大きくしています。

民事裁判は、二当事者が対立する構造です。訴訟では自分が証明しない限り、誰か他の人が出てきて証明してくれることはない。相手もそれに対して戦うので、徹底した叩き合いになる。裁判官はあくまでボクシングのレフェリーのようなものですから、議論を一方へ誘導したり、独自に調査をしてくれたりはしません。対立はどんどん高まっていく。公開の場でドロドロの修羅場が展開されるのです。

「裁判では双方『けなし合い』になり、歩み寄るというプロセスはありませんでした。勝訴したのですが、なんの解決にもならないのです」（月刊『ばんぶう』〇五年一一月号）

私の知人で、『医療事故市民オンブズマン　メディオ』代表の阿部康一氏が言っています。『メディオ』は、患者側に立って医療訴訟を支援している団体です。阿部康一氏の書かれた「医療事故被害者救済策としてのＡＤＲの可能性」という論文を『医療崩壊』に掲載させてもらいました。ＡＤＲとは Alternative Dispute Resolution の頭文字をとったもので、裁判外紛争処理と訳されます。この中に医療事故被害者が法的行動を起こした結果の満足度についての調査結果が記載されていますが、医療事故被害者は勝訴しても満足できないということが明らかになっています。

本来、医療水準に合致していれば医師の責任は問わない、という考え方があります。

医療水準とは、「平均的な医師の平均的な専門的技量」です。もともとは医療に対して過剰な要求を避けるための概念でした。しかし九五年の最高裁判決が、従来の考え方に変更を加えました。「専門的研究者の間で有効性・安全性が是認された情報」がある程度普及していれば、積極的に医療水準としてとらえようというのです。

しかし医療において一つの説が定着するのは、簡単ではありません。必ず反対意見があり、試行錯誤が繰り返され、データと論理が重ねられていく。この過程で脱落していく新奇な技術もある。この判例にしたがって医師が動くと、異論がある段階から新しい技術を取り入れなければいけなくなり、多数の被害者が出る可能性もあります。

さらに、近年、医療が患者に対して「最大限何ができたか」を問われるようになってきた。裁判官が患者救済ということを意識したからですが、結果が悪ければ、医療には必ず何らかの言いがかりをつけられるのです。

そもそも医療は、こうしたらよかったのでは、あのときはこちらの選択の方がよかったかもしれない、という反省を始終反復しながら進歩しています。医療は多くの選択を伴うものであり、同時に取りえない方針もしばしばある。例えば術後出血があったときに、早めに緊急手術に踏み切るか、しばらく待機するか迷うことはよくあります。同時にこのふたつの手段は取りえない。医師によって判断が分かれるような状況がある。私自身は、術後出血に対して、他の医師に比べて早期に再手術に踏み切る傾向をもっています。これが必ずしもよいかどうかは分かりません。どちらをとっても、その後の結果が悪いことはありえます。早期に再手術を実施すれば、やらなくてもよい手術が実施される可能性があります。手術を実施したことによる合併症が起これば、もっと待機して、自然に止血するのを待てばよかったと言いがかりをつけることができる。待機したあとに、別の合併症が起これば、早く手術に踏み切るべきだったと言いがかりをつけることができる。

結果が悪いときに、本当のプロが言いがかりをつけようと思えば、必ずできてしまう。結果違法説という考え方があります。つまり違法かどうか行為の結果生じた事態に重きをおいて判断するのですが、これを医事紛争に持ち込むのは適切ではありません。

医療と費用の問題もあります。あらゆることを想定し、常に万全の体制で診療することは保険診療では財政的に無理が生じます。すべての事態に備えようとすると、患者は検査漬けになる。検査を含めて診療行為それ自体が有害ですから、かえって健康を害することだってある。

日本では、医療に十分な費用がかけられていないので、人手不足と訓練不足が生じています。新人看護師は十分な訓練なしに、現場に投入されています。病院でのインシデントは新人看護師が当事者となる確率が最も高いことが、医療機能評価機構の医療事故防止センターの調査で明らかになっています。新人看護師は、医療事故の当事者になることを恐れています。インシデント報告を書くと離職することを考えます。実際、相当数の新人看護師が一年で辞職します。このような過酷な労働条件で勤務していることを、検察、裁判所は考慮しない。竹槍でＢ－29に立ち向かえ、というのと似たような精神論が司法を支配しているように思います。

ある患者側の弁護士が次のような発言をしたのを聞いたことがあります。

「費用について確かに我々は考慮しない。が、その責任は、もっと費用が必要だという運動をして獲得しなかった医療側にある」

私はこの発言には正直びっくりしました。権限のないことにまで責任があるとするのは、無理があります。そもそも、公共財の運営で、費用を実務担当者が決めると費用の高騰を招くので、常識的にはそのような決め方はしません。

民法第七〇九条は、不法行為による損害賠償を規定しています。「故意又は過失によって他人の権利又は法律上保護される利益を侵害した者は、これによって生じた損害を賠償する責任を負う」とあります。法律家は損害の負担を誰が負うかを意識する。裁判官は負担能力の大きい立場、個人よりも公的立場にある側に対して、安易に賠償を命じる傾向があります。そして、国もこの例外ではないようです。

〇一年に起きた大阪教育大付属池田小学校（国立）の事件で、二十一名の児童が殺傷されましたが、国から高額の賠償金が支払われました（註：本書の三刷までの、裁判所が賠償を命じたとする記述は誤りで、実際は当事者の話し合いで決まりました。四刷から記述を訂正しています）。殺された児童とその遺族は確かに気の毒ですが、しかし、学校に犯人の無差別殺傷を阻止する能力があるのかといったら、とうてい無理です。国から処分された現場の教師たちは、警察官や自衛官ではありません。無理なことに責任はだれも持てません。どう考えても悪いのは犯人です。

事件で児童が重い障害を負ったとすれば、その後の生活を円滑に送れるようにするために、必要な援助はなされなければならないと思います。しかし、死亡した子どもの賠償金を親が受け取るということ、しかも、通常の家庭ではめったに蓄えられない額の金銭であるということを見据える必要があります。

賠償には非難というものが含まれています。無理なことの責任を負わせて、現場を非難すると、現場の士気が低下します。また、父母に対して、あらゆることを学校に要求してよいというメッセージを送ったことになります。これが教育現場にいかなる悪影響を及ぼしたか、私たちは考える必要があると思います。

医療についても同じで、賠償は金銭の負担だけでなく、その中には非難が含まれる。それが医療に対する攻撃を承認しているのです。

判決は過誤を反映しない

では、医療裁判の結果は医療過誤の有無を反映しているのでしょうか。

九一年、『ニューイングランド・ジャーナル・オブ・メディシン』にハーバード・メディカル・プラクティス・スタディというプロジェクトの論文（NEJM, 325; 245, 1991.）が掲載されました。ニューヨークにある五十一の病院を、八四年に退院した患者から無作為に選んだ三万一四二九症例の診療録を、研究グループの医師が、一定の方法で、医学的見地から、過誤があったかどうかを検討しました。医療過誤があったと判定されたのは二八〇症例ですが、そのうち医療訴訟になったのはわずか八症例だったというのです。

この三万一四二九症例の中で、医療訴訟になったのが五一例あった。つまり、多くは過誤がない症例だったということです。さらに、これらの訴訟の帰結を十年間追跡した調査がある。同じ『ニューイングランド――』誌に九六年に発表されましたが(NEJM. 335; 1963, 1996.)、五一例のうち四六例で訴訟が終了していました。訴訟が終了したことは、保険会社の記録から取られています。

過誤がまったくなかっただけでなく、有害事象そのものがなかったと考えられる例のうち五例は係争中、決着のついた二四例中一〇例に賠償金が支払われていました。有害事象がなかった症例に対しても、賠償金が支払われた。有害事象があったが、過誤はなかったと判断された一三例のうち六例、半分に賠償金が支払われています。

過誤による有害事象と医療の専門家が判断したものが九例ありました(どういうわけか、先にあげた論文より一例増えています)。過誤による有害事象九例に対して、四例に賠償金が支払われましたが、五例には賠償金が支払われていなかった。訴訟の帰結と過誤の有無とはあまり関係ないことが、この研究で明らかになりました。
日本には同様の研究はありません。しかし、救済されるべき患者の多くが救済されていないことは疑う余地がないと思います。というのは、相当数の医療過誤があるはずなのに、実際に訴訟になるのは年間一〇〇〇例程度と非常に少ない。日本の医師数は二十万ちょっとですから、年間二百人に一人ぐらいしか訴訟を受けない。これはそれほど多い数ではありません。ただし、訴訟にならない紛争は多数あり、統計は存在しません。訴訟に至らなくても、正当に救済されている事例も相当数あります。

一方、アメリカのニューヨーク州では一年間で医師十七人に一人が訴訟を受けている。ワイオミングでは十一人に一人が訴訟を受けている。アメリカでも、訴訟に至らない紛争が相当あります。患者が医師の処分の権限をもつメディカル・ボードに苦情を持ち込むと、医療行為が適切だったかどうかの調査が入り、しばしば医師が処分されます。アメリカの病院で臨床医として研修を受けた知人から、「日本では恨みで医事紛争になる。アメリカではお金が目的になる。アメリカの医師は、紛争が表ざたになる前に、患者にお金を渡すことが多い」と聞きました。

賠償金とモラル

日本の医療は、国民皆保険制で運営されています。国民全員に医療を提供するために、費用がギリギリまで低く抑えられている。医療における賠償金について、値段をサービス提供者が決められる分野と同じ考え方でいいのでしょうか。

医療の結果、一生続く障害を受けて生活に困るようなことがあれば、過失があろうがなかろうが、必要な援助はなされなければならないと思います。例えば、小児の脳性まひは出産に伴う事故でも発生しますが、胎児そのものに問題があることによることもあり、しかも、この区別が困難です。訴訟では産科医が敗訴することが多くなっています。被害者の年齢が低いこと、その後の育成に多額の費用がかかることから、賠償金額は莫大なものになります。さらに、賠償は強い非難を伴います。産科医は訴訟をきっかけにしばしば産科医療から離れます。私の直接知っている医師にも、訴訟を機に産科をやめた医師が複数います。

脳性まひの子どもを持った親は、その後の人生を、障害を持った子どもの世話に捧げることになります。自分の人生がなくなってしまう。私は、医療過誤の有無に関係なく社会が全面的に援助すべきだと思っています。このような患者に対しては、無過失補償制度で、患者側と医療側を対立させることなく、補償すべきです。無過失補償制度とは、スウェーデンを例にとると、避けられた傷害かどうかを検討する。過誤の有無を立証しようとしない。互いに対立させないようにして、避けられた傷害に対して補償をする制度です。無過失補償と他の社会保障制度が一体となって、子どもの育成を援助すべきではないでしょうか。日本は文明国であり、それなりに豊かなのですから、それぐらいはできる余裕があるはずです。

これとは逆に、患者が死亡した場合、遺族が莫大な賠償金を得ることには慎重であるべきです。ニュージーランドでは、不法行為による身体傷害には賠償は適用されません。無過失補償で対応します。死亡した場合、葬祭料および生存被扶養者への所得補償が支払われるだけです。これは、必要なお金を必要な人に回すためだと思います。死亡した患者は生きていくためのお金は必要としません。死亡した患者の遺族が、お金を必要としない死人に代わって莫大な賠償金を受け取る制度は、モラルハザードを引き起こしかねません。

自白を強要する慣習

不満を持って行く場がない患者が警察に訴える。患者側の立場に立てば、理解できる行動です。しかし最近、民事訴訟を有利に進めるために弁護士が警察に訴える、刑事事件にするというケースが多くなっています。

刑事事件として報道されると、民事裁判が有利になります。〇一年に起きた三宿病院事件では、高齢の女性が、大腸内視鏡検査のための下剤の投与で腸管が破裂して急死しました。民事裁判を介しての和解で、多額の賠償金が病院から家族に支払われた。大腸がんがあったことは明らかにされましたが、司法解剖の詳しい所見は提示されませんでした。病院は、事故がなければ病気を根治できたという前提での金額を支払ったのです。通常、賠償金は逸失利益に対して支払われます。しかし、下剤投与で腸管が破裂したのは、進行がんで大腸がきわめて脆くなっていたからかもしれません。もともと長生きはできなかった可能性も否定できないのです。

送検される前の段階で刑事事件として大きく報道されたため、民事で争うことをやめ、和解金を支払ってしまった。民事裁判が刑事事件へ、刑事事件が報道につながり、報道を受けて賠償へ、というサイクルが今後増えていくことが心配です。

私は、弁護士がクライアントのために精一杯活動することを否定するつもりはありません。むしろ社会にとって大切なことだと思います。

しかし民事事件と刑事事件とでは、医療従事者に与えるダメージがまるで違います。刑事事件で有罪になれば「犯罪者」と認定されるのですから、医療従事者として働けなくなったり、職場にとどまれず目立たないところで細々と生きていくしかなくなるかもしれない。影響力のある地位に就くことは、生涯不可能になります。

弁護士の立証作業を警察に肩代わりさせる、あるいは警察の破壊力を使って医療側の反論を抑えようする。それとメディアの報道が一緒になると、医療側はもうまったく抵抗できない。法治国家として大丈夫なのかと思ってしまいます。

九九年に起きた桶川ストーカー事件では、被害者の訴えにまともに取りあわなかったことが殺人事件を招いたとして、警察は激しい非難を浴びました。民事訴訟でも賠償金支払い命令が出ています。こうした影響もあり、警察・検察は「護民官」として捜査に着手せざるを得なくなりました。かつて私が勤めていた病院では、医療行為に関して警察の捜査を受けたことは、二十五年間一度もありませんでした。しかし、かつての勤務先より倫理的にも医学的にも水準が高いと思われる虎の門病院でさえ、〇四年には警察の捜査を三件受けている。幸い、どれも送検には至りませんでしたが、警察の姿勢の変化を実感しています。

「法の無関心」という概念がありますが、警察・検察は、医療という善意の行為の結果として起こったことでも、他の犯罪と区別してはならないと考えます。実際には、凶悪犯罪と医療事件に区別がないわけではないのですが、捜査の方法、考え方はあまり差がありません。

医療事故で捜査を担当するのは、東京ならば警視庁捜査一課。ふだんは殺人や強盗など凶悪犯罪を担当している部署です。ここの捜査官が、医師や看護師を取り調べます。一方、医療従事者は、ごく普通の市民です。警察に対しては職業的犯罪者よりも弱い、それどころか、すぐに警察の意向に沿った「自白」をしてしまうこともあります。

警察・検察は最初に有罪だという心証を得ると、努力の方向はあくまで有罪を立証することに向かいます。日本では犯罪の立証に自白が重視されます。事情聴取で警察の意に沿った証言をしないと、逮捕拘禁して「自白」を迫る。証拠の隠滅や逃亡のおそれがあるという理由で、医師や看護師までも逮捕してしまいます。しかし、取調室で実際に行われるのは自白の強要です。江戸時代以来続くこうした悪しき慣習はあらためないといけません。

〇七年一月十九日、富山県警は、〇二年の強姦事件で懲役三年の実刑判決を受けた男性が無実だったと発表しました。真犯人が見つかったこと、現場の靴跡のサイズが本人のものより大きかったこと、電話記録からアリバイが証明されたことから無実だと判明しました。冤罪で犯人にされた男性は二年数ヶ月の服役の後、すでに仮出所していました。男性は任意の事情聴取で、最初は容疑を否認していましたが、三日目に自白しました。私は、この事情聴取が本当に「任意」で行われたとは信じません。警察幹部は「裏付け捜査が不十分だった、重く受け止めたい」と述べたと報道されていました。裁判所からは、客観的証拠が不十分だったにもかかわらず有罪にしたことについて、一切コメントはなかったということです。自白だけを根拠に有罪にすることは、そもそも法令違反です。警察は、裏付け捜査の不足は反省していましたが、自白強要を反省する言葉は、少なくとも朝日新聞の報道をみる限り、ありませんでした。報道からは、勝手に自白した印象さえ受けます。

この男性は捜査の状況についてインタビューに応じています。警察は自白を引き出すために、兄には証拠があるといい、男性には「家族が『お前に違いない、どうにでもしてくれ』といっている」と嘘で自白を迫った。男性は「何を言っても通用しないと思い込まされてしまった」と話しています。父親が悲しんで死んでいったと面会者からいわれて、男性は一日中泣きました。男性の話が本当だとすれば、警察の捜査に犯罪に相当することがあったのではないかと非難されても仕方がない。捜査の録音、録画がないので、警察は、犯罪行為がなかったことを証明できません。

警察は誤認逮捕もするし、無実の人間を犯罪者に仕立て上げることもある。しかし、メディアは、誤認逮捕の可能性についてはふれません。逮捕、すなわち有罪という前提で報道してしまう。警察も発表や記者クラブでのレクチャーで、そうした報道を誘導する。医療事件では、報道を受けて、すぐに病院側が医師を処罰にかかる。それがまた警察の正当性を担保する。医師はなすすべがありません。

密室での取り調べは録音もされず、弁護士も立ち会えません。自分に不利な供述を拒否したりすれば、脅されます。医療事件では「自白」するとしばしば略式起訴で済みますが、拒否すると拘留期間が延長され、起訴されてしまう。一、二審で無罪になっても、検察は必ず最高裁まで争います。前にふれたように、無謬を前提としているからです。最高裁まで争えば、人生の大切な時期が十年、場合によっては二十年も奪われます。

争点があって、無罪を主張するほど実質的な罰が大きくなる。そのために医師は無罪だと思っていても、しばしば罪を受け入れます。有罪であることが、真にその人間が悪いということを意味しません。

多数の冤罪事件が起きています。これは、現場の警察官の問題ではありません。日本の警察の犯罪捜査を支える思想とそれに基づく制度、方法に大きな問題があるのです。このため、警察官は常に「故意犯罪」を犯しかねない状況に置かれている。社会からは、組織事故を過失犯罪として取り締まっているのに、身内に対しては故意犯罪まで押さえ込んでいるとみられる。捜査の現状には無理があります。冤罪事件の内部情報がもれてくるのは、警察官自身がこれをいやがっているからではないでしょうか。警察の捜査の方法と論理について、本格的な見直しが必要です。そのときには、警察に新たな捜査権限を与えることも考慮する必要があります。付け加えますが、私は警察に対して希望を失っていません。富山県警が冤罪事件について発表したことを高く評価します。

過失は罪か

刑法は社会の保全や安全のため、あるいは、応報のために、個人をその責任ゆえに罰する体系です。刑法は原則として過失を罪としません。刑法第三八条一項は、「罪を犯す意思がない行為は、罰しない。ただし、法律に特別の規定がある場合は、この限りでない」と規定しています。

業務上過失致死傷は例外規定の一つです。私は何度か検察と議論しましたが、彼らによると、アメリカには同様の罪はないというのです。罪刑法定主義というのは、罪はあらかじめ法律で定められていないといけない、決められた罪に対して、相応の罰も決められていないといけない、というものです。ドイツ系の刑法の原則ですが、業務上過失致死傷はここから遠く離れた規定で、実に広い範囲まで罪になります。しかも、往々にして、業務上過失致死傷が問われるのは、システム事故です。最新のヒューマン・ファクター工学では、システム事故で個人に責任を負わせることは安全向上に役立たないとされています。

業務上過失致死傷を証明するには、予見義務、結果回避義務に違反があることを示すだけでよい。結果を予見できたのに、それを回避しなかったことが罪だとします。

証明の論理でみれば、業務上過失致死傷と民事上の不法行為には本質的な差はありません。しかし、医療は人の身体を扱うという性質上、過失は傷害に直結します。このため民法第七〇九条（不法行為による損害賠償）で訴えることができる事例は、業務上過失致死傷で刑事訴追できることになる。刑事事件にするかどうかは、担当官の判断にゆだねられる。このような重要な決定について、法律による裏付けがありません。恨みの強さとメディアからの非難が、刑事訴追についての判断を左右しているようにみえます。

近代法の特徴は、その定める規範が、倫理・道徳と分離されていることですが、日本では世間がどの程度騒いだかによって、犯罪にするかどうか決めているようにみえます。しかも法廷での人間のとらえ方が表層的で、人間の行動についての深い洞察に欠けている。現実の医療現場を知らないまま、頭の中で架空の医療現場を想定して、大衆メディア道徳とでもいうべき現実と無関係の倫理に違反することを有罪の根拠にしています。

しかし通常の医療についてまでこうした判断をするのなら、いっそ明文化したらいいとさえ思います。医療の結果が悪くて、被害者感情が強く、メディアの非難が大きいものは業務上過失致死傷罪にする、と決めてしまう。これでは、医療を引き受ける人間がいなくなります。もっとも、そんな法律は文明国家にあり得ませんが。

大衆受けのする考え方を武器に、大衆向けのメディアの応援を得て、感情が法であるがごとき判断を司法がすることに医師は恐怖を覚えているのです。

架空の「免許皆伝モデル」

ある知人の弁護士が、「医師が初めての医療を指導者なしにやることは許されない」と言いました。しかし、実際には、創始者がいて、免許皆伝を受けた人から弟子、弟子からまた次へ教え伝える、医療の世界はそうなっていません。ひとつの手術の広まり方というのはこうです。まず誰かが最初にやってみる。詳細な報告が論文になる。その論文を読んで、あるいは実際にその人の手術をみて次の誰かがやる。学会で経験者が集まって議論する。創始者も批判の対象であり、創始者のやり方が無条件に受け入れられることはありません。創始者が指導に行くこともときにはありますが、ただやってみせるだけで、指導とはとてもいえません。しかも、新しい技術は創始者も上手ではありません。他の病院に出向いて手術を行うことは、創始者にとってもきわめて危険なことです。新しい技術を指導者をよんで教えてもらうということは、制度的には用意されていない。ですから、同時にいろんな場所で同じことが行われるようにならざるをえません。

通常、創始者より後のグループの中からもっと上手な人が出てきます。そして回数を重ねるほど、参入グループが増えるほど改善されていく。法律家は、免許皆伝モデル、とでもいうようなものにとらわれていますが、そんなものはありません。

適切なたとえではないかもしれませんが、猿の群れで、石で殻を割って実をとるような新しい行動をし始めるのは、たいてい元気のいい若い猿です。群れの中心から離れたところで始める。それがやがて若い世代から群れ全体に広がって浸透していく。

私自身、医師になって五、六年をすぎた頃から、新しい手術にどんどん挑みました。もちろん患者に説明はしていても、医師としてリスクを冒しているという自覚はあるし、かなりの精神的緊張を強いられる。論文と違って個人の業績とはなりませんから、責任感こそあれ、功名心が顔を出す余裕などまるでないのです。たまたま自分にその能力があるので、やらないといけないと思っていました。

泌尿器科では一九八〇年頃から二〇〇〇年にかけて、新しい手術が次々に開発されました。私が医師になった七四年当時に行われていた手術は、現在ではほとんど行われていません。名称は同じでも、内容的にはまるで別の手術になっています。新しい手術を教育、普及させるようなしっかりしたシステムがあったわけではなく、多くの場合、知力と胆力そして技術を兼ね備えた若い医師が初めて取り組み、広めました。

新しい手術の導入、ひいては医療の進歩には、どうしても少しの背伸びと無理が伴います。いささか乱暴にきこえるかもしれませんが、初めて行われる手術の黎明期は、誰がやっても下手です。

例えば腹腔鏡下の前立腺全摘除術も、慈恵医大での第一例は、この手術の日本のパイオニアの医師が招聘されて、手術を実施しました。まだこの時点ではあまり上手ではなかった。そのときも大量の出血をさせて、他にも合併症が起きている。別の大学病院でも、この手術のパイオニアの一人が大きな事故を起こしています。そもそも、ある病院で初めての手術をする際に、パイオニアをよぶのは、教えてもらうためではない。社会への言い訳のためのポーズの意味が大きい。技術の伝達という意味はほとんどありません。「免許皆伝モデル」は、現実には存在していないのです。

一般紙のある医療専門記者から、新しい手術を誰が実施するのか、その制御をどのようにするのがよいのか訊かれたことがあります。私は、全く新しいタイプの映画の監督を誰に任せるのかを決めるのに似ていると返事しました。過去の実績は役に立ちません。プロデューサーは、才能の片鱗をみせている実績のない若い監督を選ぶことになるでしょう。たとえ映画が成功しなくても、過去の実績がないことを理由に非難しても仕方がありません。若い才能を過去の実績で判定することは、原理的に不可能です。

いずれにしても、実際の医療現場で新しい技術がどういうふうに広まっていくか、医療がどう進歩していくかというプロセスが認識されていない。司法が架空のプロセスを想定し、それに外れることを善悪の問題として捉え、判断を下していることがおそろしいと思います。

警察、検察の能力の質

日本乗員組合連絡会議は旅客機のパイロットの団体ですが、航空機事故における警察の捜査に強い異議をとなえています。東京工業大学の講義テキストになっている『航空機事故調査の立場からみる社会と安全〈二〇〇四〉』（同会議編）に、過失犯罪に対する警察の捜査手法が書かれています。

実例として、一九八八年に起きた東亜国内航空ＹＳ11型機の米子空港事故（離陸に失敗し、オーバーランして海面に着水した）での、鳥取県警の捜査が詳しく書いてあります。

鳥取県警は、航空機事故を科学的に解明する能力を持ちません。「探索的捜査」というそうですが、専門的知識を持たないまま、はじめから操縦者の過失を前提として大掛かりな捜査をしたのです。一年三ヶ月の間に、延べ一万九千人もの捜査員を動員し、延べ五百四十五人から事情聴取をしましたが、結局、機長の過失は同定できなかった。

一方、日本乗員組合連絡会議はアラスカの飛行機会社と共同で、アンカレッジ空港で実験をして、原因は機体そのものの欠陥にあったことを確認した。実験結果は航空機事故調査委員会の報告書にも採用され、この中で、操縦者の判断と操作は「ほぼ適切である」とされました。それでも県警は操縦者を送検し、最終的に事故から二年一ヶ月後、鳥取地検は不起訴処分としました。

警察には人海戦術で証言を集めようと努力することはできても、飛行機そのものに欠陥があるかどうかを調査する能力はない。そもそものような発想すら持ちません。彼らの手法と論理が通用するのは、世界の限られた一部です。警察官に飛行機の機体の欠陥を証明せよと求めるのは、小学校の教師に殺人鬼による無差別殺人を、身を挺して阻止せよと求めるのと同じです。能力がないことを求めるのは無理です。警察官の日常業務の多忙であること、またその重要性については高く評価しているだけに、畑違いの捜査をせざるをえないことに同情さえ禁じ得ません。

実は、能力の問題は、航空機事故調査委員会にもあります。予算に制約されるということです。東京工業大学の講義テキストには、日本の航空機事故調査委員会の年間予算が、五千万円程度（「航空・鉄道事故調」へ組織改正する前の予算）であると書かれています。航空機事故調査委員会は年間平均四十件の事故調査を実施していました。この程度の予算では、事故調査に必要な研究や実験を行うことはできません。エンジン一台の分解検査だけでも二千万円かかるのですから。

九七年、香港発名古屋行きの日本航空機が乱高下し、客室乗務員が一名死亡、他に十三名が重軽傷を負いました。事故調査委員会はパイロットのマニュアル違反の可能性が高いと報告しました。検察はこの報告書をもとに、機長を起訴しました。名古屋地裁もこの報告書を証拠採用しました。ＩＣＡＯ（国際民間航空）条約は、十分な調査を行って将来に航空運輸の安全を図るために、航空機事故調査委員会の調査結果を、責任追及に用いないと規定しています（実は抜け道の規定もあります）。これは、将来の航空機の安全が、責任追及より重要だと判断しているからに他なりません。この裁判に対し、世界中のパイロットが抗議しました。日本国内で事故があっても、世界のパイロットは調査に協力せず、事故調査そのものが成立しなくなると危惧されました。

私は、この事件のことを、ＮＨＫの解説副委員長だった故若林誠一氏から聞きました。

そもそも、事故を起こしたMD11型というハイテク機種は安定が悪い欠陥機であり、パイロットは誰も乗りたがらなかったそうです。このため、日本航空はこの機種を売却しました。安定性が悪いことが、事故につながった可能性があるということです。しかし、安定性が悪いために事故が起きたという仮説をたてると、証明のための実験をしなければなりません。実験に莫大な費用がかかります。予算が足りないので、実験はできず、したがって、その仮説はたてられないのです。事故調査委員会も自分にできることしかできないということです。

この事件では一、二審で機長は無罪になりました。○七年一月二十三日、名古屋高検は上告しないと発表しました。私は名古屋高検の判断を高く評価します。これは、日本の検察が、過失犯罪として処理されてきた事件の適切な扱いについて、本格的に考え始めたためだと思っています。システム事故を個人の罪として処理することは将来の安全を損ねます。また、正義から程遠いやり方です。

医療においても、警察は判断能力を持ちません。医療は危うくなった生命を救おうとしますが、しばしば成功しない。医療は極めて多様な決定をしながら実施されます。その中には、通常ならば考えつかないような妙案、ほぼ適切なもの、多少は不適切なもの、非常に不適切なもの、いろんなものが混じり合うのです。ある状況での正しい医療行為は、一つに限定されるわけではない。正しい医療、あるいは選択可能なものは多数あります。

医師は妥当と思われる範囲で、選択決定しながら診療を進めていきます。選択された医療によっては、発生するリスクの性質が異なる状況もある。さらに医療は診断の過ちを病理解剖で確認したり、治療行為の結果を検証したり、反省したりしながら進歩してきました。医療は常に不完全技術です。完璧でなくてもやらないといけない。いつも改善すべき点が存在する。改善するための努力を常にしているのです。

医療現場では死や傷害が日常的に起こっています。悪い結果になったからといって、医療に対して業務上過失致死傷罪を適用すると、医療にそもそも内在するこうした性質ゆえに、極めて広い範囲まで犯罪とすることが可能です。

警察官も検察官も医療についてあまりに知りません。私が手術をしたある検察官が言っていました。「医療がどのような経過で進められているものかが、想像できていなかった。さらに自分が想像できていないことが、想像できていなかった」。彼は、医療従事者側から医療をみたわけではなく、ただ患者として手術を受けただけにすぎません。

手術前後の医療側の業務の多さと、夜勤看護師の業務に驚嘆したようでした。

医療現場で起きる出来事というのはじつに複雑で、対処するために日常的に試行錯誤をしています。当該患者の医療の全体像を再構成せずに、一つの言葉や行為に焦点を当てて犯罪を立証することには、無理がある。医療行為全体を十分に認識した上で、事故の位置づけがなされる必要があります。医師の立場からみると、法廷での議論は虚構に近いところがある。刑事司法の議論は言葉の遊びにしかみえません。事情聴取で、「こういうことをしたら、そういうことが起きる可能性もあると、あなたは思っていたんじゃないですか？　危ないって、ちょっとは頭に浮かんだでしょう？」と訊かれたとします。医療従事者は医療行為を常に危険なものだと思っています。「ちょっとは、そうかもしれません」などと答えたら、調書に書かれて有罪の根拠にされかねない。言葉の扱いが、科学とはまったく違うのです。

医学を含めて科学論文では、論証に直接関係のない文言をきらいます。情況証拠を論証に使おうとすれば、知的誠実性に欠けるとされる。本格的な科学論文だと、査読者の審査で必ず落とされます。

法廷での論証にはいささか問題がある。異様な緊張感を強いられる難手術のさなかのちょっとした言葉のやりとりを、部分的に取り出すと、発言者の人格を容易に貶めることができます。人格と罪は無関係であるにもかかわらず、検察は、人格を貶めることを論証の手段としてしばしば用います。これは、この手段が有罪を勝ち取るのに、有効だからだと想像します。いいかげんな論証がまかり通るのは、裁判官、検察官、弁護士の間の知的緊張感がなくなっているためではないでしょうか。

法廷での議論そのものが勝ち負けを争うゲームであって、医療現場で起きたことを調査するのに適していないと思うのです。福島県立大野病院事件では、癒着胎盤だった妊婦が大量出血のために死亡し、担当医が逮捕されました。これについて多くの医師は、不可抗力によるもので妊娠に伴うリスクの中に入るものだと考えています。

福島県立医大産婦人科教授の佐藤章氏による第一回公判の報告では、検察官が自らに不利な部分のみをマスキングして検事調書を提出したと指摘されています。不利な部分のみかどうかは私には分かりませんが、検察はそのように受け取られることを覚悟していなければなりません。医師が、診療録を黒く塗りつぶして読めなくすれば、間違いなく改竄《かいざん》とされ、刑事責任さえ問われかねません。検察自身、診療録の改竄を強く非難してきました。

また、検察は、弁護団が提出した一般的教科書や論文の大部分について、証拠として採用することに同意しなかったことも指摘されています。弁護団も検察に対抗して、検察側が提出した論文の証拠採用に同意しなかった。私は、制限を設けずにあらゆる論文を参考にすればよいと思います。医学の進歩は論文の積み重ねとして表現されます。本格的な教科書は膨大な数の論文の引用から成り立っています。検察官は科学知識の集積のされ方を理解していない。論文の証拠採用を拒否するということは、科学的議論をしないと宣言しているのと同義です。ここ数年間の刑事司法の医療への介入により、医師の間で、法廷での議論が、科学からかけ離れていると広く認識されるようになりました。これはいずれ検察の正当性に対する大きな脅威となるでしょう。ある女性産婦人科医は、「なんだかな」というブログで医師と司法の世界の違いを以下のように表現しています。

「偏りの無い客観データの集積と分析が何より大事な我々の世界と、
主観と結論に基づいた証拠の恣意的取捨選択や、〝ストーリーがよくできていること〟が大事な彼らの世界と。
違いすぎて、想像もしなかった世界」

法曹は知的業務であるはずですが、法廷での議論の方法をみていると、それが現代の知的活動としてふさわしい水準に達しているのかどうか、首をかしげてしまいます。福島県立大野病院事件の裁判で裁かれているのは、被告だけではありません。検察の論理、方法も社会から評価されているのです。

異状死ガイドライン

医師法第二一条は、「医師は、死体又は妊娠四月以上の死産児を検案して異状があると認めたときは、二十四時間以内に所轄警察署に届け出なければならない」と規定しています。犯罪による死体を念頭に置いた規定で、本来は体表に刺し傷や殴られた跡があるというケースが届け出の対象だったはずです。

しかし、九九年に起きた都立広尾病院事件では、医療過誤（看護師が間違えて消毒剤を女性患者の静脈内に投与した）による死亡を、二十四時間以内に院長が届けなかったというので、主治医とともに院長が医師法第二一条違反に問われました。最終的に最高裁で院長の有罪が確定しましたが、この事件以後、病院から多数の異状死が届けられるようになった。予期しないときに患者が死亡したとか、死因が判然としないときにも警察に届け出ざるを得なくなったのです。

これには伏線がありました。九四年、日本法医学会は「異状死ガイドライン」を独自に作成しました。ほとんどの臨床医の知るところではなく、当初は誰も注目していませんでしたが、届け出るべき異状死として「診療行為に関連した予期しない死亡、およびその疑いのあるもの」を含めました。これに従ったとしても、合併症による死亡は届け出る必要はありません。しかし、何を合併症とするかは極めて曖昧で、医師が合併症と判断した事例を、後になって捜査当局が届け出る必要があったと判断することも起こり得ます。

これについて、多くの臨床医と同様、私も作成過程に問題があると思っていました。しかし、当時の事情を聞くと、日本法医学会は臓器移植法の施行にあたり、どのような脳死事例で警察の検視を受けるべきか（心臓摘出時の死の判定に瑕疵《かし》があった和田移植のような問題を作らないようにするため）、厚生省（当時）と臨床側から法医学会に対してガイドライン作成の依頼があり、臨床医に協力する形でガイドラインを作ったのだそうです。その時に、日本の死因究明制度の現状は考慮せず、あくまでも他の先進国の異状死ガイドラインを真似て作ってしまったというのが事の顚末とのことです。

異状死として届け出ると、警察は犯罪があることを念頭に捜査を始めます。犯罪を前提に捜査する以上は、被害者、被疑者としてみる。しかも家族が被害感情を持った場合、それは容易に警察官に伝播します。警察官も同じような感情を持つようになると、犯罪を前提に事情聴取を行い、ときに乱暴なことをしだすのです。

しかも司法解剖の結果が病院に伝えられないため、かえって紛争が拡大するということが起きています。前に触れた三宿病院事件では、患者の死を病院は異状死として警察に届け出たが、司法解剖の結果はいっさい教えてもらえず、患者側に手渡した報告書が不十分なものとなった。患者の死亡から三年後に刑事事件化した際には、院長が虚偽有印公文書作成・同行使で書類送検されています（結果的に不起訴となりました）。

その後の私の考えの変化を述べます。私は、以上述べてきたように、医師法第二一条の届け出を、体表に明確な犯罪の痕跡をとどめているものに限定すべきだとの意見を持っていました。しかし、〇六年十一月二十六日、「現場からの医療改革推進協議会」の第一回シンポジウムで、千葉大学医学部法医学の岩瀬博太郎教授は全く異なる意見を展開しました。

「日本においては、警察が犯罪捜査にしか関心がないので、犯罪に関係のないとされた死体の、ほとんどの死因が心不全として処理され、社会の安全の観点からは調査されていない。死体は、犯罪だけでなく、社会の安全を考えて死因を究明しなければならない。千葉県は成田空港があり、外国から危険な感染症が入ってくる可能性もある。病院で死ぬと犯罪として届けられないことが多いが、実際には犯罪であることも稀ではない。ヨーロッパやアメリカでも異状死体は捜査権限を持った専門機関（国によっては警察のことも、別の専門機関のこともある）に届け出られるが、こうした機関が日本の警察より成熟していて、犯罪発見本位ではなく、社会の安全向上のために死因究明を行っているといえる。日本の警察は持てる能力から、犯罪しか念頭になく、総合的に社会の安全を考慮できない」

岩瀬氏の「日本のマスコミは死人に口なしを許すな：パロマ事件に寄せて」（ＭＲＩＣメルマガ臨時四巻　〇七年二月二十五日発行）から、具体例についての記述を引用します。

「数十名の方がパロマ社製のガス湯沸かし器のせいで、一酸化炭素中毒で死亡した」

「多くの事例は、日本の法医学が発達していれば死なずに済んだ事例である」

「例えば、北海道の北見市では、一九八九年に、遺族が一酸化炭素中毒ではないかと騒いでいるのに、警察が事件性なしということで、司法解剖もせずに心不全と診断したケースがあった」

「(このため、)この被害者は、その後パロマの被害者と認定されるのにさえ困難を来たしている」

「一九八九年の時点で、一酸化炭素中毒と診断されていれば、その後のパロマの事件や、リンナイ製のガス湯沸かし器の事件も予防できた可能性がある。一連の事件で死者が多発したのは、パロマ社の責任だけではない。簡易な初動捜査で犯罪性がないと判断されるものは、充分死因究明されないし、また警察の得た情報が捜査上の秘密として開示されないという日本の死因究明制度の不備と密接な関係がある」


眼からうろこでした。やはり専門家は、専門家としての、説得力のある意見を持っていることがよく分かりました。異状死体は広く届け出る必要があり、専門家が社会の安全の観点から死因を究明することが重要だということでした。日本の警察の能力では適切に処理できないということです。

暴走する世論

なぜ検察は「世論」を気にするのでしょうか。

検察には国家を守り、維持するという意識が強くあると思います。法の番人とは多少ニュアンスが異なります。被害者感情や、メディアに「世論」として表現された社会の不満に法的決着をつけ、国家が社会の構成員に常に配慮していることを示すことで自らに正当性を付与し、結果として社会の秩序を維持しやすくしているようにみえます。ある意味では、当然の努力です。検察でもこうした推測を話してみましたが、反論はありませんでした。おそらく、ある程度当たっているのでしょう。

しかし、法律家にも異論があります。刑法学者の町野朔氏は過失犯罪について、日本では被害者感情や世論が責任の重さを決める風潮がある、としています。「認識があったから責任が重いというのが徐々になくなってきたのは、責任に実体がなくなってきたということだ」というのです。さらに、「今のような世論がそのまま突っ走ることを許すと、リンチを認めてしまうことになる」と警告を発しています。

私は、「世論」に言葉通りの実体があるとは思っていません。現象面での事実、すなわち、報道される回数が多くなる以上の意味を付与することは危険です。一般的にフリーのジャーナリストは、立場上自己責任の覚悟を負っていますが、新聞社やテレビ局といった大きなメディアの記者は基本的に会社という組織の一員です。記者も、自分で判断する能力は持っているはずですが、独自の調査や意見を表明するより、周囲の誰かが言ったことをオウムのように繰り返すことが多くなる。それがやがて大合唱になり、「世論」が形成されます。

〇七年二月六日、ある地方紙の論説委員長が、「厚労相『産む機械』発言　少子化対策に支障あり」と題する社説で、他の新聞から盗用していたと報道されました。この論説委員長が厚生労働大臣の片言をとらえて、本気で非難したかったのか疑問に思いました。なぜかというと、私自身、この程度のことで騒ぐことの方が、重要な政治的議論を隠すことになり大きな問題だと思っていたからです。その後、他の新聞社にも、拉致事件について社説の盗用があったと報道された。私は『医療崩壊　「立ち去り型サボタージュ」とは何か』に「世論」について、以下のように書きました。

「なぜ『暴走』かというと、しつこいようだが、この過程に個人の責任と理性の関与、すなわち、自立した個人による制御が及んでいないからである。一定の条件を持つ言説を報道システムに投入すると、自動反復現象が発生するようにみえる。報道の反復現象、すなわち、『世論』形成は、システムの制御の問題であり、マイクとスピーカーを向き合わせたときにおこる音量の急激な増幅のような、機械的エラーに似た一面がある」

社説盗用事件は、世論形成が自動反復現象であることを如実に示しました。多くの新聞が揃って、この論説委員長を非難しましたが、私は、この委員長を責める気になれません。多くのメディアが、自分の言説を作るときに、他人の文章を参考にしています。自分に明白な主張がないと、自分の意見なのか、他人の意見なのか分からなくなる。表現が似てくるのは当たり前です。

私は、医療現場にいて、日々、医療を体感しています。このため、医療について、ものを書くのに、大きく外すことはありません。ジャーナリストは実務の体験がありません。体験がないことについて書くのはたいへんだと思います。医療のような複雑なことについて、的を外さずに、社会に悪影響を与えずに報道するということは、至難の業です。医療という一分野についてだけでも大変なのに、多くの分野について、社説で主張するということは、そもそも、無理があります。本来、主張が生じていないのに、主張を作り出さないといけない。しかも、その主張が一定の枠に入ることが要求される。絵空事の甘いメディアの思考枠です。この論説委員長は、極めてエラーを誘発しやすい環境に置かれていたということです。今回の事件は、ヒューマン・ファクター工学の観点からみれば、明らかに誘発されたエラーです。

合理性をめぐる衝突

〇五年九月、東京で「日本におけるドイツ年記念・法学集会」が開かれました。これは両国の法務大臣が出席した権威の高い集まりでした。ここで、法社会学者のグンター・トイブナー氏が基調講演をしました。「グローバル化時代における法の役割変化——各種のグローバルな法レジームの分立化・民間憲法化・ネット化」(『グローバル化と法』ハンス・ペーター・マルチュケ、村上淳一編　信山社出版)という題です(ネット上にも、村上氏によるこの講演の日本語訳が置かれていますので、ぜひ読んでみてください)。

七一年、ニクラス・ルーマンは、将来の世界社会では規範的な予期類型=政治、道徳、法ではなく、認知的な予期類型=経済、学術、テクノロジーが主役を演ずるようになり、世界社会の法はそれぞれの社会分野ごとに形成され、極端な分立化に至ると予測しました。社会科学の予測はめったに当たりませんが、この予測は的中しています。

現在、様々な分野ごとに国際的な調停機関が林立している状態です。

トイブナーは、世界的な紛争を処理するのにどのような方法が有効か、と問います。これまでの考え方としては、法中心主義的アプローチと政治中心主義的アプローチで対処しようとしてきました。

法中心主義的アプローチでは、国民国家で形成されたような精緻な整合性、明確な規範ヒエラルキー、厳格な審級制度などで対応します。例えば日本ではまず憲法があり、民法があります。さらに特則として、商法とか会社法がある。地方裁判所、高等裁判所、最高裁判所、と判断に序列をつけようとします。

もう一つの政治中心主義的アプローチは古典的な国際政治の方法ですが、衝突を利害あるいは政策の対立ととらえ、国際的なバランスのなかで、権力間の利害を調整しようとします。

そもそも法中心主義的アプローチによる解決は、国内では有効でしたが、国際的にはあまり意味をもちませんでした。国際司法裁判所のような機関がありますが、従来からあまりうまく機能していません。

トイブナーは、紛争の種類として、国と国の間の利害や政策をめぐる衝突よりも、世界社会の分野ごとに形成された部分社会間の合理性の衝突が重要になってきたと指摘しています。各分野ごとの正しさの衝突ということになると、法でどちらが正しいかを決めることができない。法はとうていそれらの矛盾を解消できない、互いの規範を尊重し、自律的部分社会同士の相互観察で共存を図るしかない、とします。

具体例として、ブラジルでの、アメリカの製薬会社が持つ特許を無視したエイズ治療薬の製造販売について言及されていました。特許についての経済分野の合理性で言えば、パテント代金は支払われるべきなのですが、そうなると製造コストが嵩んでしまい、治療薬が提供できなくなってしまう。国民の健康を第一に考える保健分野の合理性と衝突しましたが、結果的にはアメリカ側が譲歩することで、保健の合理性が優先されました。

「現実的に見るなら、法にできるのは、さまざまの合理性の衝突の自己破壊的傾向を法的『形式化』によって阻止することだけである。法が社会におけるさまざまの合理性の衝突そのものと取り組んで成果を挙げることなど、どうしてできよう？　うまくいくのは、（中略）そうした合理性の衝突の限定された一部だけでも法律問題に翻訳し、それによって平和的解決のフォーラムを提供する場合なのだ。しかも、その場合も、法は上位の調整者として働くのではない。全面的支配の傾向や一方的な圧政に抗して、相互的な自律を法的形式によって保障できればそれだけでも、たいしたことである」

たしかに法は、規範を規定した部分もありますが、手続法という大きな財産をもっています。異なる立場の間での公平な対話を手続きで保障しようとします。

この観点から日本の状況をみると、国際的に形成された様々な専門分野の合理性に対して、司法が素人の判断を強権で押しつける形になっています。日本では、現在のような国内的な司法レジームは、国民国家が成立したときに形成されました。刑法は成立した当時のままになっています。

現在の刑法は、明治四十一（一九〇八）年に施行されて以後、本格的改正は行われていません。近年、口語になりましたが、内容が変わったわけではない。刑法は個人を対象としていますが、現在の社会は百年前とは全く違う。高度に専門化し、複雑で巨大な組織が社会で重要な役割を果たしています。こうした組織の事故を無理やり個人の責任にしてしまおうとする。再発防止にもつながらないし、かえって社会の安全と公平性を損ないます。

対象が国内と個人に限定された、一世紀前の古い法律が、国際的に正当性が形成され、しかもそれが、日々進歩する医療レジーム、航空運輸レジーム、産業レジームなどと対立し、ときに破壊的な影響を与えつつあるようにみえます。

民事を専門とする裁判官は、医療では誤解に基づいた問題のある判決をしばしば下していますが、経済分野などでは、現代の複雑な社会と正面から向かい合うことを常としています。しかし、日本の刑法学はドイツから入ってきたもので、ドイツの観念論の系譜にあります。刑法を専門とする裁判官は、犯罪が哲学的思考により定義されているがゆえに、思考が内にこもり、社会との接点を持ちません（検察官は犯罪者の取り調べを担当しており、現実との接点がまだ多いと思います）。また、演繹的論理に支配されすぎており、思考に豊穣な厚みがありません。思考がやせ細っている。具体的には、論証の方法に多様性がないこと、過去の司法判断について、その正当性を、全体として科学的に検証するというような方向の努力がなされていないことがあります。このため、一般化された知識や論理があまりに少ない。科学が関与でき一般化が可能な部分についてまで、判例という個別に閉じ込められています。科学者からみると、裁判官は「勘と気合」の世界の住人です。

大半の刑事事件は非常にシンプルなものです。この中にどっぷり浸かって、法廷で通常の犯罪者を相手に、反論を受けない高みから判断を下していると、現実の社会がみえなくなると思うのです。故意犯罪と過失犯罪はまったく異なります。そうした認識が、刑法を専門にしている裁判官には乏しいように思えてなりません。刑事司法は、科学的真理を問題とする場面では、能力と言えるようなものを持っていません。

法は規範の源泉ではありません。規範は人間の営みから歴史的に生じます。トイブナーは、法は対話の形式だと考えている。百年も前の刑法、しかも例外規定である業務上過失致死傷を絶対の規範として振りかざし、現代の複雑なシステムの中で起きる事故を個人の責任として処理することには、そもそも無理があります。

福島県立大野病院事件では、業務上過失致死傷、医師法第二一条（異状死体の届出義務）違反で産婦人科医が逮捕されました。しかし、この事件では検察と多数の医師団体との間で、逮捕の正当性について意見の食い違いが明確になっています。医師の学会を束ねる日本医学会も、この事件について、高久史麿会長名で「不可抗力ともいえる本事例で結果責任だけをもって犯罪行為として医療に介入することは決して好ましいと思いません」と声明文を出しています。

医師という社会的責任を長年果たしてきた専門家集団が、検察と公然と対立するようになるのは、社会にとって好ましいことではありません。議論や処理の方法に無理があると、当座はしのげても、長い目でみると検察への信頼が揺らぎ、正当性に傷がつき、秩序維持にも支障をきたしかねないと危惧します。

科学の理解、未来への洞察、英語力では、検察官より医師に一日の長があります。医学はあらゆる学問を取り入れる柔軟性を持っていて、生物学、化学、工学、物理学、統計学、経済学、社会学、文化人類学、哲学、倫理学、心理学と何でも取り入れてしまう。法律学も勉強するし、ヒューマン・ファクター工学にも工学部の専門家と一緒になって取り組む。医学は未来に向かって日々変化するものです。他方、法律家は、過去の文章や判例が検討の対象であり、未来への働きかけをあまり考えません。医学の膨大な知見を無視して、感情や駆け引きで医療の瑕疵を追及し、法律の都合に合わせるのは危険なことです。

医師たちは大野病院事件について、海外メディアやアムネスティ・インターナショナルに、さかんに英語で働きかけました。医師に国際性があるというのは、医療が世界同時に発展しているからです。医療安全についての現在の日本のさまざまな活動は、世界同時に始まっている。医療は医療で一つの世界を形作って、その中で情報交換しているのです。少し優秀な医師であれば、外国の雑誌に英語で論文を発表する能力を持っています。これに対して検察はあくまで国内のものです。住んでいる世界が違うといわざるを得ません。

県立大野病院事件の裁判は、いまや、医療レジームと司法レジームの合理性の争いになっています。この裁判で、先に述べたように、検察は部分的に塗りつぶした検事調書を提出した。担当検事は、普通の裁判同様、訴訟ゲームのとりこになっているようです。これが社会にどのような認識をもたらすのか、担当検事は分かっていない。大きな歴史の中に自分がいること、この事件では、司法の合理性が評価されていることを理解していない。この裁判では公判ごとに複数の詳細な報告がネット上に配信されています。卑劣と判断されるような訴訟技術を駆使して勝訴することは、堂々と議論して敗訴するより、長い眼でみて検察の痛手となります。私は、この事件については、医療より検察の今後を危惧します。

○六年九月十三日、但木敬一検事総長は、全国の高等検察庁の検事長、地方検察庁の検事正の集まる検察長官会同で、犯罪に対する厳罰化を訴えました。報道されませんでしたが、「医療過誤・飛行機事故などはこれまで被害者の利益を考えて刑事責任の追及を行ってきたが、国民や社会全体の利益の観点に立って、原因追求や事故防止のためにどういう枠組みがいいのか検討すべき時期に来ている」という趣旨の発言もあったと伝えられています。これが本当だとすれば、検察首脳と現場の検察官の考え方に乖離《かいり》があるように思います。

誘発されたエラー

業務上過失致死傷罪は組織ではなく、個人の責任を対象としています。しかし、多くの医療事故は、過誤の有無を問わず、システムの問題です。近年、人間のエラーを、人間を取り巻く環境を含めて理解し、安全向上に役立てようとするヒューマン・ファクター工学が発達してきました。

リスク管理について、医療の分野は遅れていました。原子力発電や、航空システム、道路交通システムなどは社会の安全に大きくかかわっている。こうした高度で複雑なシステムを操作しているのは人間ですが、人間のエラーが大きな事故につながります。安全を向上させるために、心理学、工学の知見と手法を使って人間のエラーの性質が研究されるようになったのです。

人間は環境の影響を受けやすく疲れやすい。そのためしばしば間違えます。ミスをしたいと思ってミスを犯す人はいません。人間をシステムの部品とみた場合、信頼性は非常に低いのです。ヒューマン・ファクター工学では、人間の過失の多くは原因ではなく、誘発された結果と理解される。人間は間違えるということを前提として、安全対策を何重にも構築していくのです。複数の安全のためのネットをくぐり抜けて、初めて事故になる。多くの医療事故には複合的な要因があり、その連鎖の最終段階にたまたま遭遇すると、事故の当事者になってしまいます。

先に述べましたが、刑法は社会を保全するため、安全を確保するために、あるいは、応報のために、個人をその責任ゆえに罰する体系です。しかし、ヒューマン・ファクター工学ではシステムの問題について、個人への罰で対処することは安全向上に寄与しないとされます。

刑事罰になるとすれば、当然、隠蔽を招きます。日本国憲法第三八条は「何人も、自己に不利益な供述を強要されない」と規定しているので、調査内容が刑事責任追及の証拠として使われるとすれば、犯人と目される医療従事者は証言を拒否できることになり、事故調査に支障をきたす。現在、社会の安全に関して、刑事司法と科学の間に大きな齟齬が生じています。

○五年三月に、東京都足立区の竹ノ塚にある東武伊勢崎線の踏み切りで、女性二人が電車にはねられて死亡、二人が怪我をする事故がありました。いわゆる「開かずの踏み切り」で、ラッシュ時には一時間に五十分以上閉鎖される。そこにいて手動で遮断機の上げ下げをしていた保安係の男性が逮捕起訴されましたが、これなどはまったく人間の性質を無視しています。機械に任せておけば、壊れない限り間違いはありえないのだし、あるいは立体交差にすれば、こういう事故は絶対に起きません。しょっちゅう閉まるところに保安係を置いておけば、利用者の不満や非難を浴びます。基本的に少しでも人を通してやりなさい、という暗黙の意図があったと私は理解します。

こうした状態を続けていれば、いつか必ず間違いが起きます。本人も危ないと訴えていた。事故が起きたからといって、逃走するわけでも、証拠を隠すわけでもないし、そのメリットもない。

日本の捜査当局は残酷なものだと思います。この保安係は、善良な一市民ですが、それなのに犯罪者として処罰する。処罰したところで今後の安全には役に立たない。

東武鉄道はというと、男性を懲戒解雇にしました。これは、作用反作用の法則で理解できます。家族を含めた質量のある人生を下に蹴落とすことで、蹴落としたのと同じだけの上向きの力を、自分に加えることができます。事件へ対応していることになるし、個人レベルの問題だったという解釈をうながすことができる。刑事司法は保安係を有罪とすることで、これを、追認しました。私は卑劣だと思います。本来ならシステムで解決できるものを、個人が悪いとして片付けるのは、現在の科学にも反しています。犯人捜しをやりたがるのは、日本の社会の一大欠陥です。なんという理不尽で、寛容性のない社会でしょうか。

行政処分制度の不備が、刑事司法に無理な役割を強いているという側面もあります。

医療の安全のためには、システムの機能不全と個人の能力不足の双方に対処しなければなりません。個人の処罰では、システムの改善も、個人の能力を高めることもできません。システムの機能不全は、人員配置や、投資、またその時点での知識によって左右される。善悪の問題ではないのです。

ですから病院への改善命令、個人の再教育、免許の停止、制限などできめ細かく対応しないといけない。医師法第四条、七条（看護師や助産師については、保健師助産師看護師法の第九条）では、医療関係者の免許取り消しや停止手続きを定めていますが、安全性を向上させるための総合的な行政処分制度は整備されていません。

〇三年まで、医道審議会による行政処分は、刑事司法の追認にすぎませんでした。刑事裁判の判決を受けて、処分が下されていました。しかし、慈恵医大青戸病院の事件では、三名の医師が逮捕されて間もなく行政処分が行われました。独自の調査をせず、しかも裁判結果を待つこともなく、医道審議会は、逮捕された医師三名の内二名と、泌尿器科部長の計三名を処分しました。

医道審議会の最大の欠点は、原理原則を持たないことです。前例だけで動いてきました。対象が刑事処分を受けた医師に限定されていたということは、行政処分独自の目的がなかったということでもあります。現在、民事事件関連でも、処分が行われるようになってきました。この変更の理由も周知されていません。確固とした原理原則に基づいて処分が行われるということを示さないと、医道審議会の正当性そのものに傷がつきかねません。それ以上に、処分される側の納得が得られません。納得の得られない処分は士気を削ぎ、医療の質を落とします。

第四章　医療の現場で〜虎の門病院での取り組み

山梨医大での問題提起

一九九九年、当時私が勤めていた山梨医科大学病院で問題を提起しました。医師がやりたいからやる医療、というのが横行していました。大学とはいえ許されることではない。あるトラブルをきっかけに学長に意見書を提出し、改めるよう求めたのです。かなり具体的な例を挙げましたから、学長も「何とか変えよう、改革したい」とその気になってくれました。

そのとき提案したのは、まず医療倫理についてきちんと成文化すること。それをもとに若い医師を教育すること。国家試験を通り、晴れて医師になったときには、立派な会場で、ピシッとした正装で一人一人に宣誓させたらどうか、といったことも提案しました。儀式というものは、医師としての自覚と覚悟を持たせるのに有用です。それから、病院の外部監査をしたほうがいい、とも言いました。しかし、残念なことに、その後も一切変化はありませんでした。

しかし、このときに提案した、明文化された医療倫理が、虎の門病院で実現することになりました。

医師の行動規範と安全のかなめ

私は、虎の門病院の泌尿器科部長として、診療の質を高く保ち、かつ円滑に進める責任を負っています。泌尿器科だけで年間六五〇〜七五〇件ある手術のうち、リスクの高い二〇〇件ないし二五〇件前後を自分で執刀するか、あるいは第一助手として手術を指導します。〇四〜〇五年度は、外科系医師の総代として病院の運営にかかわるとともに、二〇〇三年以後、安全管理、医療事故の調査に関わってきました。

医療を取りまく社会状況の変化を受けて、虎の門病院では実際にどのような取り組みをしているのか、紹介してみます。

まず、「医師のための入院診療基本指針」を作成しました。医師の行動規範であり、正しい医療についての基本的な合意です。何をもって正しい医療とするかについて、社会と病院の考え方に齟齬がある。それをできるだけ小さくするために、医師の行動規範を成文化したのです。

私が起草して、長い議論を経て〇三年七月に承認されました。虎の門病院のホームページにも掲載してあり、社会からの批判を担保する、あるいは批判を仰げる形にしています。基本的な考え方としては、説明責任の徹底、各医療従事者の自発性の尊重と責任の明確化、それと透明性を高めることです。これについては、後で詳述します。

医療安全管理者という、病院の医療安全と事故に対応する専従の職員が置かれるようになりました。いわば安全対策のかなめです。虎の門病院では最も優秀な看護師長がこの職に就いています。

しかし、この医療安全管理者について言うと、現在多くの病院で看護師が就いていますが、現実にはなかなかうまくいっていないようです。〇六年の六月に国家公務員共済組合連合会の病院で、医療安全管理者を対象に講習会が開かれました。私も企画立案に加わりました。三つのセッションでは私自身が講師をつとめました。

こちらが一方的に教える、情報を伝えるだけではなく、医療安全管理者の方々と、安全管理に何が必要なのか、管理者の役割と権限がどういうものかについて率直に意見を交換しました。医療安全管理者たちは、かなり困っているようでした。病院幹部がその重要性を理解していないため、医療安全管理者として思うように活動できない病院が少なくないのです。病院長や副院長といった幹部には、医療安全について、世の中を支配するコンセプトが変わったことを、刷り込む必要がある、カルチャーショックを与えないといけないと痛感しました。その後も、講習の参加者でメーリングリストを作り、安全業務について連絡を取り合っていますが、今後は医療安全対策についての共通認識を意識的に形成していくことが重要だと思っています。

インシデントとオカレンス報告制度

「インシデント」とは、エラーがあっても、実際の被害につながらなかったケースのことをいいます。虎の門病院では年間六〇〇〇件ほどありますが、医療安全推進委員会がその報告を受けて、医療事故の予防のための対策を立てています。これはリスクマネジメントの有力な一手法で、当事者に報告はさせても、責任はいっさい問わない。任意であり、基本的に無記名でもいいことになっています。ただ何が原因でそうなったのかを分析させ、危険を未然に防ぐこと、安全を意識させるのが目的です。

「オカレンス報告」は事故の報告制度であり、リスクマネジメントの根幹をなします。報告を受けたオカレンスを、調査委員会が調査します。虎の門病院では、過失の有無にかかわらず、医療行為によって身体的な被害が生じたケースや、患者からクレームがあったものを二十四項目に定義していますが、そのどれかに当てはまるものは報告を義務づけています。虎の門病院では、〇四年四月から〇五年三月までの間に、八五件のオカレンス報告がありました。患者からのクレームを伴う二三件中、一二件については身体傷害が全くありませんでした。

透明性を高めるために、議論には第三者が参加しています。虎の門病院では元裁判官が外部委員としてメンバーになっています。専門領域の判断が必要なときには、外部の専門家の参加を求めることもあります。

重大なインシデントあるいはオカレンスについては、RCA（Root Cause Analysis＝根本原因分析）という分析手法を用いて原因を分析します。「出来事流れ図」というものを作り、事故の全経過を、主語と述語を明確にした文を並べて表現します。ひとつひとつの文について、なぜそれが起きたのか、答えを出す。その答えについてなぜ起きたか、という具合に、延々と「なぜ」と答えを繰り返していく。そして、これ以上原因が遡れないというところを根本原因とします。根本原因に基づいて、医療安全推進委員会が対策を立てる。こうした努力を継続しています。

調査委員会は事故に至ったケースについて議論しますが、公表については基準を作っています。調査委員会とは別に、公表について検討する委員会があって、そこで決定します。個人が恣意的に公表したりしなかったりということをできるだけなくすようにしています。

これ以外にも、事故を防止するために、各種の具体的な安全対策を講じています。投薬についてはコンピューターがかなり大きな役割を占めていますが、患者自身にも確認作業に加わってもらっています。事故の多い中心静脈カテーテル挿入は免許制にしています。人工呼吸器に関しては、ある事故をきっかけに安全マニュアルが作成されました。人工呼吸器チームが、人工呼吸器を装着しているすべての患者を、毎日訪問しています。これ以外にもうんざりするほど多数の安全対策が実施されています。

手術室では、看護師は看護師としての様々な規定があり、医師は手術に関しては各科ごとに、細かなやり方があります。そうした中で、「手術室安全マニュアル」というものを作成しました。この「手術室安全マニュアル」は各職種間のインターフェースの部分を扱い、全体としては手術にかかわる全ての医療従事者のコミュニケーションの向上と、手術室の透明化を目的に作られています。大項目としては、①一般的事項　②環境　③患者、入退室手続き、確認　④移動、移送、体位、体温　⑤薬剤　⑥輸血　⑦術野に直接触れる消耗品、医療器具　⑧医療機器、を設定しています。

「シミュレーション・ラボ・センター」では、ロボットで診療技術を練習しています。わが国では従来、望ましいことではないけれども、医療行為を人で練習してきた。最近になって、アメリカから考え方と装置が輸入されるかたちで、人形や機器を使って医療行為を練習するようになった。実際には、まだあまり実用的ではなく、試行的な段階にとどまっています。私は、現時点の状況は、思想運動の段階だと思っています。ロボットでできるかぎり訓練を積み、その上でようやく生身の人間に移るという、強いメッセージが込められています。世界中で努力が重ねられており、いずれ、実用的なものになっていくに違いありません。

シミュレーション・ラボ・センターは、虎の門病院など国家公務員共済組合が経営する病院の有志が共同で運営しています。〇六年の四月には、各病院の新人医師を集めて、動静脈の採血、縫合、中心静脈カテーテルの挿入、気管内挿管、腰椎穿刺、ＢＬＳ（一次的な救命処置）などを二日間かけて訓練しました。いずれの項目でも、教える側と習う側にほぼ同じ人数が必要なので、かなり大変でしたが、新人医師には好評でした。この他にもＡＣＬＳ（二次的な救命処置）、アナフィラキシーショックの治療、消化管の内視鏡、腹腔鏡手術、人工呼吸管理などのトレーニングメニューが用意されています。

精神的負担のない「密告」制度

先ほど述べた「手術室安全マニュアル」の中に、バリアンス手術報告制度を作りました。手術室の透明性を高めるためのものです。何らかの事故があったときは必ずどれかに合致するような、十一項目の条件を設定しました。血圧が急に下がる、予定時間より長くなる、予定していない術式を加えた、予定以上に輸血が多くなった、そうしたことをチェックし、患者の名前、病棟名と日付を入れてポストに入れる。詳しい内容を記載する必要はないし、報告者の名前も書かなくていいのです。

それを医療安全管理者がオカレンス報告に当たるかどうかをみる。該当すれば、執刀医に報告を求めます。

一種の密告制度ですが、内部告発ですと論理的倫理的に筋が通っていてもうやむやにされたり、正当な手続きを踏んで処理されていない情報が出たというので、告発した当人がひどい目に遭うこともある。実際に、突然そういうものが新聞に出て、大騒ぎになると病院も大きな損害を被る。しかし、内部告発にはしばしばそれなりの正義がありま す。告発者を、非難することも、やめさせることも社会から反感を買います。そこで、制度化したということです。虎の門病院ではよく受け入れられており、文句を言う医師はあまりいません。

事故の報告を受ける調査委員会は、査問委員会ではありません。事故を正当に処理することで、当事者を危険な状況に置かない、また、本人に過剰な精神的負担をかけないようにする。それがあって初めて、バリアンス手術報告制度が医師に受け入れられるのです。

日本医療機能評価機構による報告書では、全事故のうち四五パーセントが病室、一四パーセントが手術室で発生しています。こうした制度があることで、透明性を確保するために我々も努力している、と社会に対していえますから、メリットはあると外科医たちも感じているのです。

「死に至ることもある」という一文

虎の門病院では、医師が患者に説明し、同意を得なければならない診療行為を決めています。基本的に、手術はすべて、それから生検（組織を採取する検査）、血管以外のところに針を刺す診療行為、消化管の内視鏡、造影剤を使うすべての検査、抗がん剤の静脈内投与の治療――こういった身体への侵襲を伴う診療行為には、すべて説明と同意が必要になります。説明文書はコンピューターから引き出してプリントし、患者に手渡します。

「説明と同意」の手続きがとられたことを確認するマニュアルもあります。説明した当事者ではなく、その診療行為に関わる別の医療従事者によって行われ、実際に同意文書がなければ、もう一度最初からやりなおします。

個々の診療行為の説明文書で細かく合併症を列挙しても、やればやるほど患者は医療側の防御姿勢を感じることになります。結果として、医療への不信感を植えつけます。あらゆる可能性にもとづいて詳細に書いてあればいいわけではありません。それよりは大まかに、どういうことが起こり得るのか全体像を示す、つまり頻度が高いもの、重大なものについて説明しています。

二十～二十五年ほど前まで、わが国で使われていた手術への同意書には、しばしば次のような文言が見受けられました。「手術を受けるにあたり、いかなる結果になろうとも、一切異議を申し立てません」。これでは医療側の都合ばかりが勝っていて、素人は口を出すな、という感じです。

私は、従来、医療がどのようなものであるかを、総論として示す必要があると思っていました。〇三年一月、私は、前文つきの手術の同意書を新しく作成しました。前文で、医療とはどのようなものであるのかを説明しました。この説明文書は徐々に広がっています。大学病院で使用しているところもあります。東京、愛知の大きながん治療の専門施設でも使用されることになりました。承諾なしに使っている施設もありますが、私としては、文句を言うつもりはありません。むしろ大いに使ってほしいと思っています。

患者に、生命と医療の本質的な性格を理解してもらうために作成した「説明と同意についての原則」と題する前文は、以下の通りです。

「多くの診療行為は、身体に対する侵襲（ダメージ）を伴います。通常、診療行為による利益が侵襲の不利益を上回ります。

しかし、医療は本質的に不確実です。過失がなくとも重大な合併症や事故が起こり得ます。診療行為と無関係の病気や加齢に伴う症状が診療行為の前後に発症することもあります。合併症や偶発症が起これば、もちろん治療には最善を尽くしますが、死に至ることもあり得ます。予想される重要な合併症については説明します。しかし、極めて稀なものや予想外のものもあり、全ての可能性を言い尽くすことはできません。こうした医療の不確実性は、人間の生命の複雑性と有限性、および、各個人の多様性に由来するものであり、低減させることはできても、消滅させることはできません。

過失による身体障害があれば病院側に賠償責任が生じます。しかし、過失を伴わない合併症・偶発症に賠償責任は生じません。

こうした危険があることを承知した上で同意書に署名して下さい。疑問があるときは、納得できるまで質問して下さい。納得できない場合は、無理に結論を出さずに、他の医師の意見を聞くことをお勧めします。必要な資料は提供します。他の医師の意見を求めることで不利な扱いを受けることはありません」

手術について説明するとき、私は必ずこれを読み上げます。泌尿器科では皆そうしています。あらたまった態度で、ゆっくりと読む。読み上げることで背筋がシャキッと伸びる。患者もそれなりに真剣になる。患者本人は、自分が決断の主体であることを意識する。儀式めいていますが、不毛なトラブルを防止するには、有用だと思います。この前文についての患者へのアンケート調査を実施しましたが、患者側には拒否反応は殆どなく、よく受け入れられているという結果でした。詳細は、『慈恵医大青戸病院事件　医療の構造と実践的倫理』（日本経済評論社）に書きましたので、興味のある方はお読みください。

納得できない場合には、他の医師の意見（セカンド・オピニオン）を聞くことも勧めています。私自身、しばしば外来でセカンド・オピニオンを求められます。診断名は同じでも、とろうとしている治療法、また他の選択肢についての説明が不十分なことはよくある。別の医師の見解を聞くことで、相対化も比較検討もできる。セカンド・オピニオンを求めることに対して不快感を表すような医師は、むしろ信頼できません。

「死に至ることもある」という一文についていいますと、虎の門病院泌尿器科では七年半の間に約五〇〇〇件の手術を行い、手術の合併症・偶発症で亡くなられた方が二人います。実は他にも、術後、本来の病気のために、退院できずそのまま亡くなった患者が三人ほどいます。

合併症・偶発症で亡くなられた二人の内、一人は腎盂がんで手術を受けた八十一歳の男性です。腹腔鏡下で腎尿管全摘を行いましたが、手術には何の問題もなく、翌日から元気に歩いていたのですが、術後六日目の早朝、急性心筋梗塞で亡くなりました。

もう一人は両側の腎臓と膀胱を摘出した患者です。手術には問題はありませんでした。本人が慢性腎不全のため、血液透析を十数年受けていて、体調がよくなかった。また関節リューマチがあり、ステロイド剤を長期服用していて抵抗力がなかった。リスクが高く、手術については議論がありました。本人は渋っていたのですが、家族から強い希望がありました。我々も勧めてはおらず、ほぼ、手術はやらないことになっていました。しかし、最終的に、本人が希望するようになり、我々にもおそらく大丈夫という判断があり実施しました。しかし、手術の二日後に耐性ブドウ球菌による肺炎になり、その二日後にあっという間に亡くなってしまった。

五千分の二、二千数百例に一例ぐらいの確率ですが、合併症・偶発症による死亡例があったことを、同意書の前文を読み上げるときにつけ加えておきます。

〈医師のための入院診療基本指針〉

この章のはじめに述べたように、何が正しい医療かについて規定をしたものです。

この基本指針は、原則、診療チームの構成と任務、緊急時の対応、コメディカルとの協調、記録、診療方針の決定と変更、入院と退院、説明と同意、患者の自己決定権の限界、死亡時の対応、医療事故、緩和ケア、診療指針・患者データベース・成績評価、情報の収集と共有の努力、診療成績の発信に分けられており、全部で七十五項目に及びます。抽象的なものだけでなく、かなり具体的な規定も含んでいます。

いくつかピックアップして説明します。

【原則】　1（医師の責任）　医師の医療上の判断は命令や強制ではなく、自らの知識と良心に基づく。したがって、医師の医療における言葉と行動には常に個人的責任を伴う。

この「自らの知識と良心」というのはヘルシンキ宣言の一九八三年ベニス版から取った文言です。医師はそれなりのトレーニングを受けて、試験に合格した上で免許を得ている。判断や行動には、個々の医師に責任が生じるということです。

ヘルシンキ宣言は、「ヒトを対象とする医学研究の倫理的原則」です。六四年に世界医師会第十八回総会で採択されました。第二次大戦後、アメリカは、ニュルンベルグ継続裁判で、ナチの命令により収容所内で人体実験を実施した医師を裁きました。この裁判の過程で、医師を裁くためにつくられたのが「ニュルンベルグ綱領」（一九四七年）です。ヘルシンキ宣言は、ニュルンベルグ綱領をうけて作成されたものです。当時の日本ではただの理想論としてみられがちだったようですが、成文化された倫理というものは、次第に強固になっていきます。現在、日本の医療従事者に関係ないどころか、日本の法律よりも上位の規範として全ての医師を縛っています。

【原則】4（診療行為とその正当化の手続き）**医療は個々の診療行為とそれを正当なものにする手続きからなる。診療行為正当化の手続きとは、診療行為実施の前に、適切な手順で適切な内容の説明を行ない合意を得ること、また、実施後、結果と診療行為を通して得られた情報を患者に伝達して理解を得ることからなる。**

患者をよくすればいい、診療行為だけが重要だという考えに、ともすれば医療従事者は陥りがちですが、もはやそれは通用しません。診療行為には同意が必要です。法律家の見解では、手術は同意がなければ、傷害行為とみなされる。同意があって初めて違法性が阻却されるのです。患者側にしても、現代の医療は身体への侵襲が大きいので、同意なくやられてはたまりません。

　実際に手術をした後で、それがどういうことだったのか、全体としての評価もやはり伝える必要があります。

【原則】5（医療の不確実性）　医療はしばしば身体に対する侵襲を伴う。人間の生命の複雑性と有限性、及び、各個人の多様性ゆえに、医療は本質的に不確実である。医療が有害になりうること、医療にできることには限界があることを常に自覚して謙虚な態度で診療にあたる。

　そもそも病院は、家庭と違って危険な場所なのです。検査ひとつにしても体を傷つけることになりかねない。がんを確定するための検査では組織を採取することが多いですし、検査による合併症で死ぬ可能性もゼロではありません。

　小牧市民病院（愛知県）の事件では、肺がんで死亡した六十代の女性に対して、必要な検査をしなかったとして病院側に賠償命令が出されました（〇五年三月）。担当医は検査を勧めたが、それを患者に拒否されている。肺がんかどうか分かっていたわけではありません。検査で合併症が起きた可能性だってあるのです。無理強いをして、合併症が起きれば、激しい紛争になりかねません。この判決には、医療にはあらゆることが可能であり、常に一〇〇パーセント正しく、安全に行えるはずだという無茶な認識が根底にあります。

そんなことはありえません。苦痛を伴う医療の結果が必ず期待通りになるわけではない。患者には拒む権利があります。医療はあくまで謙虚であるべきで、決して押しつけてはならないということです。

【原則】　6（医療事故への対応）　医療の安全性を高めるために最大限の努力をしても、医療事故は常に発生する可能性がある。発生した場合には責任を回避せずに誠実に対応する。決して虚偽の説明や、診療録への虚偽の記載をしてはならない。

医療現場では多くの人が医療行為をみていますし、なんらかの記録が残ります。事実は今のような時代に絶対に隠し通せるものではないし、虚偽や改竄が明るみに出ると医師は決定的なダメージを受ける。これは患者のためというより、医療従事者の安全のための規定です。

【診療チームの構成と任務】　9　主治医とは、患者の診療に主たる責任を有する医師を指す。

かつて虎の門病院では部長に全てを決める権限がありました。しかし入院患者が八十人を超える科もあり、部長が全てを把握するなどとうてい不可能です。そのために主治医に診療への責任を持たせたということです。

部長の職務は、少なくとも週一回カンファレンスを行い、当該診療単位の全入院患者について診療状況を把握し、助言・指導することです。あくまで命令ではない。そこが重要なのです。

【コメディカルとの協調】23　看護師を含めたコメディカルから、入院患者の診療の要請があった場合には、速やかに診療し、その結果をコメディカルに伝える。

○三年三月、東京都にある東部地域病院に、腹痛をうったえる五歳男児が入院しました。入院後も症状が落ち着かず、看護師は「状況が悪いので、とにかく一度診療してほしい」と再三にわたって当直の医師に連絡しました。しかし、医師は診察に訪れず、結局、絞扼《こうやく》性イレウス（腸閉塞）で亡くなってしまった。

私は、この男児のお母さんを良く存じ上げています。現在はある病院で医療安全に関わる仕事を担当しています。事故の後、社会に対していろいろと発言するようになりました。実際に起きたある事件を教訓とするのは大切なことで、同様のことが虎の門病院で起こらないように、上司の副院長の依頼でこの項目を付け加えました。

24　普段より看護師を含めたコメディカルと、診療内容や患者の反応について円滑な意思疎通に努める。特に、コメディカル側に診療内容に疑問があった場合、積極的に医師に伝えることを奨励し要請する。診療内容によってはコメディカルが法的責任を問われることがありうるので、疑問には誠実に答える義務がある。こうした意思疎通の努力が医療の質の向上につながる。

医師は、指示や処方を間違えても途中で安全網に引っかかることが多い。しかし、看護師は最終的に投薬や点滴をする立場にあるため、しばしば医療事故の当事者になる。刑事責任を問われる看護師は多いのです。

昔は、医師の言うことに口を出すな、と言いたがる医師がいましたが、そんなことは今や許されません。刑事責任が問われうるということは、相応の権限があるということです。看護師が「これはおかしい」と思ったら率直に意見を言うべきだし、医師も誠実に聞いて答える義務があります。これは、努力目標ではなく義務なのです。

【診療方針の決定と変更】29　部長（あるいは部長に準ずる医師）は少なくとも週1回カンファレンスを開催し、管理下にある全患者の診療の基本方針を討議に付す。診療方針の決定は当該診療単位の全員一致を原則とする。カンファレンスでは既往歴、現病歴、身体所見、検査値、画像診断等から、患者の病像を再構成する。これに、過去の文献上の証拠、患者の社会的背景、意思等を加え、合理的議論によって診療方針を決定する。特定の医師の恣意や、科学的裏付けのない権威を診療方針決定の根拠としない。

診療方針は命令で決められるものではありません。過去には、大学病院の教授は恐ろしいほどの権限を持っていました（今でもそうかもしれませんが）。権限の最も大きいものは人事権です。権限を背景に無理を押し通すことがありました。

以下、32、33、34は、これに続く一連のものです。若い医師が医学的に適切でないことをしようとしても簡単に防止できますが、一番立場が上の医師が適切でない医療行為を推進しようとすると、なかなか防止できない。大学病院で、実際にそうしたことがあった。そのために作りました。

32　医師は予定された診療行為が適切でないと判断した場合、この判断を変更することなく当該診療行為を実施してはならない。

33　医師は予定された診療行為が適切でないと判断した場合、カンファレンスでその旨表明し、合理的議論で適否を検討しなければならない。

34　深刻な意見の対立が合理的議論で解消されない場合、虎の門病院のすべての医師

は個別に調査委員会に調査検討を要請することができる。また、調査要請の行動そのものを理由に人事上、不利な扱いを受けることはない。

これはいけない、と思ったら、その診療行為をしてはいけない。反対すべきは反対し、きちんと議論をしなさい、やった場合には、それなりの責任を伴う。命令ではなく自発的にやったものとみなしますよということです。

たとえ上司から強要されて嫌々ながらに参加したとしても、参加した以上は、個人的責任が生じる。薬害エイズ事件では、安部英氏が部下の内科医に外国製の非加熱製剤の投与を控えさせる措置を講じる義務があったのに、それを怠り、患者にエイズを発症させ死に至らしめたとして業務上過失致死で起訴されました。これには大きな違和感を覚えました。医師免許は国家が個人に対して認めた資格であり、医師は独自の判断能力を有することを期待されている。部下の内科医ではなく上司の安部氏だけを起訴したのでは、医局の封建的教授の権威を抑制することにはなりません。

54から57までは**【患者の自己決定権の限界】**。最近、「自己決定権」が、一人歩きしすぎている傾向あり、患者側の要求に押し切られて、若い医師が何でも従ってしまうことがある。後になって患者側が、そんなこと頼んだ覚えはないと言って刑事事件になることもある。若い医師を守るための規定です。

54　患者の希望があっても、当該診療科に経験がなく、かつ、十分な準備のない診療は、原則として行なってはならない。

55　患者の希望があっても、倫理や法律に反する行動をとってはならない。

56　患者の希望があっても、医学上適切と思われない診療行為は実施しない。

57　適切でない診療行為は、他の医療機関で行なうとしても、その実施に承認を与えたり、実施の援助をしない。

九九年頃、がん患者に他人の血液から抽出したリンパ球輸液を投与していた施設が警視庁に摘発されました。そこに紹介状を書いていた医療機関が多数あったというので、日本中で問題になりました。リンパ球輸液の投与は、移植片対宿主病という致命率のきわめて高い病気や、ウイルス感染などが発症する可能性があります。状況によってはかなり危険なことになります。

そうしたことのないように、不適切と思われたら、絶対に自分の名前で紹介状は書かないということです。

こうした基本指針を作成しても、その通りに実行するのは容易ではありません。例えば46では、「**重要な説明は、静かで落ち着いた、外部からみられず、音声が外部にもれない部屋で行なう**」としていますが、実のところ、そういう部屋は病棟に一、二しかない。カンファレンスや他の患者への説明と重なったりすることも多く、常に実現できているわけではありません。しかし、到達するべき目標を成文化して掲げていることは大切なのです。

第五章　医療における教育、評価、人事

インパクト・ファクターという仮想現実

大学の大きな問題の一つは研究至上主義です。文部科学省は、大学の役割を人材の育成ではなく、明らかに研究とみている。研究業績をふりかざして予算を要求する圧力に負けているだけかもしれませんが、いずれにしても同省は、独立行政法人化の流れのなかで「業績」の少ない大学を淘汰しようとする動きをみせました。大学の業績とはすなわち論文の数、それから新しい技術です。地道な努力で、臨床の成績を上げるような実質的なことではなく、とにかく、目立つことがよいことなのです。

大学病院では、一度教授が新奇な医療技術を取り入れると宣言すると、それまで採用していた安定した方法はとれなくなる。医局員は患者に手術の説明をするときも従来の

方法については言及しなくなりました。教授に叱責されることを恐れたためかもしれませんが、多くは、医局という組織に属するものとして、自ら進んでそうした行動をとっていたと思います。

アメリカやヨーロッパでは、基礎研究の多くは学位を持った理学、薬学あるいは農学部の出身者が担っています。しかし、日本の大学は、臨床医であっても基礎研究を重視します。しかし、臨床と研究は両立しません。基礎研究にばかり夢中になっていると、臨床がおざなりになってしまう。

医学部には、教授職に異様な執着を示す医師たちがいます。教授選挙を左右するのがインパクト・ファクター、つまり論文に対する評価を数値化したものです。評価といっても、内容が問題ではありません。ある雑誌に掲載された論文が、科学論文全体にどの程度引用されているかで、雑誌ごとに基礎ポイントが決められます。雑誌に論文が掲載されると、一論文につき、その雑誌の基礎ポイントが与えられます。学者はこのポイントの総和を争っています。端的に言えば、目立ち競争です。臨床で治療成績を出すには、長い期間を要します。論文数が稼げない。これに対して、動物実験でできる基礎研究は短時間でできる。従って、論文数が稼げます。試験管内での系で実験するともっと稼げます。さらに、臨床系の専門雑誌よりも基礎医学の専門雑誌の方が、インパクト・ファクターが大きい。私は、臨床医が有名な科学雑誌『ネイチャー』や『サイエンス』に論文を発表することを求められているとは思いません。実際には、臨床の教授になるにも、インパクト・ファクターを稼ぐために、基礎研究の論文を多く書く必要があります。臨床医学系の教授でも実際の臨床経験が乏しいことはよくある。「手術ができない外科教授」は、決してめずらしくないのです。

彼らにとっての日常の目的は、現実の患者ではなく、インパクト・ファクターという仮想現実になっています。退官するときに、インパクト・ファクターの数字が書き込まれた自分の論文目録を配布する教授がいて、啞然としたことがあります。

大学院は責任感を希薄にする

医学部に入ると六年間の教育を受けますが、医師を育成するための重要な教育が不足しています。文学、歴史、哲学、思想史といった思索を深めるような教養課目は二の次で、専門教育に偏りすぎています。指導的医師になるためには、知性、教養が不可欠です。現在のような医療混乱期に、指導的医師に求められる能力は、医学部での教育では得られません。教養教育が重要だと思いますが、必ずしも、大学で直接教える必要はありません。イギリスの大学生は入学資格を得ると、一年間大学に行かずに世界を旅して回ることが許されるそうです。若い時期には人間としての基礎、土台をつくるために、こうした精神的放浪も必要なのだと思います。

私が大学に入学した当時は、大学紛争のために、一年以上、授業がありませんでした。この時期に、大量の本を読み、映画を観て、安酒を飲んでは友人と議論していました。紛争の中で、独立した人間であるために、自分が考えることの由来を考えて、過去に遡ってでも変な影響を排除したい、自分が考えていることを自分の責任で決定したいと思うようになりました。これは、実に大変なことでした。

私は、教養学部から医学部に進学しても、あまり熱心な学生ではありませんでした。従来の読書に、年間七十日から八十日の登山が加わりました。私はこれを後悔していません。むしろ良かったと思っています。そもそも医学部での教育があまりに詰め込みに偏っていました。骨格となる医学的事実を知り、医学上の正しさを決める方法、議論をする方法、多少の英語読解力と文献を調べる能力さえ身につければよいのです。医師になってから、症例を丁寧にみて、ごまかさずに勉強していれば、そこそこの医師になれます。

現在の医師国家試験は基本的に記憶量を測定するものですが、医学の進歩は早く、正しかったはずの情報もすぐに入れ替わる。極端な言い方ですが、成績の上位二〜三パーセントに入ることは、それだけで将来の指導者たる資質がないとさえ思います。ひたすらに記憶量を増やす努力を続けられるということは、何が重要かを自分で判断する能力がないためではないでしょうか。

学部を卒業すると、医師としての初期研修を受けます。大学院に進むのは、卒業して数年たってからです。医学部には修士課程はありません。四年におよぶ博士課程です。将来、教授や助教授になるためには学位が必要です。そのような意図を持たないにもかかわらず、周囲に流されてなんとなく大学院に入る医師も多くいます。たいてい年齢的には三十歳を超えていますから、妻子を抱えて授業料を払っての進学です。大学院では基礎研究が中心で、院生はアルバイトで生計を立てながら研究生活を送ります。大学院を終えると、野心的な医師なら二、三年欧米へ留学して基礎研究を続けます。しかし、外科系の医師が三十代に六年も七年も臨床から離れるのは致命的です。三十代も半ば過ぎると、いくら下手でも誰も手術を教えてくれなくなるし、普通のレベルに追いつくことさえ難しくなるのです。

私自身、博士号を持っていますが大学院は出ていません。一般病院で臨床医として働きながら、大学外の施設で研究に携わりました。夜と週末を研究に使っていましたので、ミッドナイト・アンド・ウィークエンド・サイエンティストと自称していました。外国の専門雑誌に投稿して掲載された論文で学位を得ましたが、この間も、同年代の泌尿器科医の中では、難手術を最も多くこなしていたという自負があります。その後、研究での外国留学の話が何回かありましたが、基礎研究のための留学が、臨床を一流レベルに保つのに妨げになると考えていずれも断りました。この方針は間違っていなかったと思います。

大学院制度は、臨床医としての技量の低下にとどまらず、医師としての責任感を希薄にします。学費と生活のためのアルバイト診療では、患者としっかり向き合うことはできませんし、どうしてもその場しのぎになってしまう。また、医局によっては、大学院を修了して学位を得ると人事上、優遇されます。それは医師としての能力とは全く関係ないのです。基礎研究の学位で、臨床医としてのポジションを得るということが、人事の論理をゆがめ、ひいては医師としての責任感にまで影響を与えるように思います。

医局制度の落とし穴

以前から、私は大学の医局制度について強く異を唱えてきました。

簡単に説明すると、医局は、大学の一つの教室の構成員と出身者による団体で、自然発生的な運命共同体であり、対外的には人事システムとして機能しています。病院が医師を必要とするとき、病院長は大学の医局に医師の派遣を要請しますが、同時にあちらこちらの医局に頼むことはできません。個人を指定できるわけではなく、人事権はほぼ完全に医局にゆだねられます。

医局は専門医教育も担っています。しかし、医局の運命共同体としての性質、すなわち組織の維持、自己増殖が、教育よりも優先されるので、勢力を維持するために、研修には役に立たないような小さな病院にも若い医師を強制的に派遣します。

運命共同体としての医局の内部規範は、現代社会で正しいとされる考え方と一致しません。大学病院で現代社会に適応した倫理規範をつくろうとしても、しばしば医局がそれを阻害してしまうのです。確かに封建的ですが、小説やドラマで描かれるような専制君主として横暴のかぎりをつくす教授ばかりというわけではありません。どちらかというと「むらおさ」のような立場が多い。すべてを支配するわけではないが、重要な人事権は手放さない。医局員は、自分の意見を述べることは許されますが、いかに理不尽でも最終決定には従わなくてはならないのです。

それぞれの医局は、後で述べる戦国時代の村のようなものなので、構成員の生存の保証（職の保証）が組織の大きな主題です。この主題は必然的に医局に排他性を求めます。このため、他の医局と交流がなくなります。医局といっても、それほど規模が大きいわけではないし、ひとつの医局の中にあらゆる領域の専門家がいるわけでもありません。それでもやはり医局外の医師に手術を教えてもらったり、患者を送ったりするのは裏切り行為とみなされます。そのため、大学病院ではしばしば実力を超えた無理な手術が実施されます。大学病院で診療の中心になっているのは若い病棟医長ですが、人事交代が早くて、経験は蓄積されない。無理な手術はただ通り過ぎるだけで、外の水準と比べられることもない。医局の閉鎖性は、診療水準を下げ、その低い水準を固定してしまいます。同じ顔ぶれで狭い穴蔵に閉じこもっていると、医療の水準を向上させることはできません。

○二年秋、ある大学の分院でクッシング症候群の女性患者が、臓器を見誤った執刀医によって膵臓《すいぞう》の一部を切除され、四週間後に死亡しました。以前、病院名まで書きましたが、今回、固有名詞を出すのをやめたのは、問題がこの大学だけに限定したものではないからです。外部の医療事故調査委員会がまとめた報告書の内容は同じ泌尿器科の医師として、衝撃的なものでした。左副腎と腎臓は同じ膜に包まれたようになっています。左副腎の手術では、この膜と膵臓の間を大きく剝離します。その上で、左腎静脈を露出します。膵臓と左腎静脈は、左副腎の手術で、もっとも事故の原因になりやすいものです。この位置を確認した上で、副腎に手術操作を加えます。医局員一同がこの手術のビデオを見ても、誰も膵臓を傷つけたことに気づきませんでした。全員が気づかなかった。これは驚くべきことです。世の中の水準からかけ離れている。

これは他の施設との交流がなさすぎたため、他の施設がどの程度の水準なのかを知らなかったからだと思います。外部委員会は院内の管理体制を整備することを提案していましたが、私は外部委員会の提案に従っても、この大学の泌尿器科の医療水準を向上させることはできないと思います。これは、院内だけで解決できません。世界の水準を知らず、向上のための指標を持たず、自己の水準に満足していたことが、このような結果を招いたのだと思います。

私立医科大学には共通の落とし穴があります。それは、医師にまともな給与を払わないことです。若い医師を洗脳して、大学院に進学することを当然だと思い込ませます。大学病院では、研究はおざなりで、基本的に臨床医として働くことになる。医師として働いても、ほとんど給与ももらえずに（月に四〜五万円）、逆に授業料を払うのです。死亡した女性患者を担当していた研修医は、四日間連続で当直していました。生活のための他院でのアルバイトの一日と、医局の下働きのための三日間です。

私立医科大学には多くの分院を持っているところがある。経営が成り立つのは、医師に正当な給与を支払わないためです。大学院を修了しても、医師の給与は同年代のサラリーマンよりかなり低く設定されており、他の病院でアルバイトをして、生活費を稼ぐことが前提になっています。私立医科大学では、経営している病院群に医師を提供することを、各医局に求める。各医局にはこれらの病院群を維持する程度の人員しかいません。このため、外部の水準の高い病院とは交流できません。逆に、外部の有能な医師は、アルバイトをしないと生活できないような病院に就職するはずもありません。責任ある医療をしようとすると、アルバイトで病院を頻繁に空けることはできないからです。かくして、同じメンバーだけと付き合う穴蔵のような閉鎖社会になります。ときに信じられないような医療がまかり通ることになる。

私立医科大学だけでなく、国立大学にも、世間の評価に安住して、自己の水準を認識できていないところがあります。麻酔科医の、病院からの集団離職がどうしておきるのかを考えるために、ある麻酔科医に何が最もいやなことなのかと訊いたことがあります。即座に、下手な手術の麻酔をかけるほどいやなことはないと返ってきました。ある国立大学病院で、前立腺全摘除術を行うのに八時間かかり、三千ミリリットルも出血するというのです。いくらなんでも特殊な症例ではないかと訊いたところ、言下に否定されました。ちなみに私は、手術時間が一時間三十分から二時間三十分、出血量が二百五十から六百ミリリットル（これには尿が百ないし二百ミリリットル含まれます）で、自己血輸血もめったに使用しません。私が特殊なのではなく、それなりの泌尿器科医なら誰も同様の成績です。この大学病院では、出血に備えるために静脈に二本、動脈に一本管を入れるとのことでした。「ライン（管のこと）を三本とったこと（かなり大げさな準備です）で、後でよかったと思っても、やりすぎたと後悔することはなかった」というのです。

私は、この話が本当かどうか確認する方法を持ちません。しかし、ありうることだとは思います。本当だとすれば、この施設は前立腺全摘除術を実施することが許されるような水準にはない。これが許されるようでは、医学界に自浄作用がないと非難されてもしかたがない。私は、同じ専門家が互いに評価する制度（ピア・レビュー）が必要だと、〇六年十一月の「医療の質・安全学会」で提案しました。一方で、日本泌尿器科学会は、若い医師に基礎研究のセミナーへの出席を義務付けることまで検討しています。臨床上、何の意味もないことで会員の義務を増やそうとしている。それより、専門医教育施設の腎がんの手術と、前立腺がんの手術の成績をレビューするだけで、よほど日本の泌尿器科診療の底上げになります。各診療科の学会は、大学の教室連合といってよいものなので、このようなことを期待するのは無理かもしれない。病院団体なら、社会からの逆風をまともに受けており、実行する可能性があります。各病院長を通じて麻酔記録から情報を収集することができます。出血量、手術時間の中央値を調べて、統計学的にひどく偏ったところについて、院長宛に通告すればよい。後は、院長の責任になるし、院長には相応の権限がある。私は以前より、学会に対するチェック・アンド・バランスの機能を持つ組織が必要だと考えてきましたが、病院団体は十分にその候補になると思います。

「不等なるものは不等に扱わるべし」

医療の質の向上は、特定の施設内に限定される問題ではなく、単一の病院で担えるものではありません。医学の進歩と表裏一体のものであり、社会全体の進歩に各病院も寄与しなければなりません。

全ての医師の中から有能な医師を選別し、次代の指導者として育てるシステムを構築しておく必要があります。指導者の出身母体を多種類にして、その中に含まれる医師の人数を大きくしておかなければならない。大学以外でキャリアを積んだ医師も指導者になれるような配慮が必要です。狭い範囲からしか指導者を選べないとすると、指導者層の質の向上は望めません。結果として、日本の医療水準を高くできなくなる。

医師の総合的な診療能力を向上させる目的で、〇四年から臨床研修が義務化されました。大学以外で研修を受ける医師が増えています。若い医師が大学に魅力を感じていないためです。しかし一般病院での研修が大学に比べてよいかとなると、現状ではそうともいえないのです。研修指定病院は、若い研修医を使い捨ての可能な労働者としてしかみておらず、育成すべき対象とは認識していない。なぜ分かるか。長期的な育成戦略が用意されていません。将来、研修医が医療の進歩を担うことをほとんど想定していないということです。これでは、日本の医療は進歩しません。研修指定病院は、可能な限り医師の育成を義務と心得るべきです。心得るだけでなく、それを制度として持たなくてはなりません。

医師が、個人の能力を伸ばすための条件は、①たくさんの患者を診られる　②勉強する時間がとれる　③議論できる仲間がいる　④他との交流ができる、ことです。この四条件の中で、研修病院には、勉強する時間が足りないこと、仲間が少ないこと、交流がないことが決定的な問題です。研修病院は大学の医局よりさらに交流がないのです。

医療に進歩、変化が求められるかぎり、能力を向上させるための交流、すなわち、人事異動制度を研修制度に組み込むべきです。これは個々の病院だけでできることではありません。医師の育成には病院間、大学間、あるいは一般病院と大学間の協力がどうしても必要です。少なくとも、大学病院の病棟医長に就任する医師は、世の中で求められている水準がどの程度なのかを認識する義務があると思います。大学病院はエリートを、医局と関係のない水準の高い病院に武者修行に出すべきではないでしょうか。

指導者について少し触れます。私は、指導者が厳密な教育カリキュラムに従って手取り足取り教えるのは、医学の進歩にとって有害になりうると思っています。指導者の役割は、ロールモデルとして若い医師の目標になること、システムと基本的な思想を適切に保つことです。

教育システムはあまり押し付けになってはいけません。厳密でかゆいところまで行き届いた教育システムは、よろしくない。自発性を尊重すべしという意味ではなく、教育する側に問題があることがしばしばあるからです。私自身、手術は、他科の手術をみながらほぼ独学で学びました。当時の泌尿器科の手術の水準に失望していたので、医局での教育を受けたくなかった。このため、大学病院には最初の一年しかいませんでした。

一般的な話ですが、無能な人間が権力を持ち、しかも勤勉だとひどく有害です。無能な権力者は、せめて怠惰であってほしい。それと同じで、教育する側に問題がありうることを想定して、教育システムは逃げ道がある簡素なものがよいと思うのです。

人事には交流以外に重要な機能があります。医師の評価です。大学は教授選挙という形で、評価が組み込まれています。教授は医局の中心であり、そのポストを医局で保持しようとします。そのために、医局は有能な医局員を若いうちから選別し、業績をあげさせます。こうした評価が一般病院にはありません。個々の医師には、どうしても能力差があります。「等しきは等しく、不等なるものは不等に扱わるべし」というアリストテレスの正義についての命題の後半部分は、日本人の最も不得意な部分です。病院は、構成員の生存と平等を求める運命共同体ではないのです。能力の差に対しては、それなりに冷徹に評価しなくてはなりません。評価を含む人事制度を設けて、大学の医局による人事制度と並列で動かすとよいと思っています。これにはそれなりの権威が必要であり、民間の人材紹介業者では無理です。

医局という狭い枠組にとらわれない交流、医師個人の能力に対する正当な評価、適切な人事によって、有望な医師を、若いときから重要なポストにつけて責任を負わせなければなりません。ポストと責任が、彼らをすばらしい指導者に育てます。これは、医療界全体の共同作業であるべきです。

我々の努力を紹介します。〇二年に、東京の基幹六病院（ＮＴＴ東日本関東病院、癌研附属病院、国立がんセンター中央病院、聖路加国際病院、虎の門病院、都立駒込病院）の泌尿器科が、共同で泌尿器科医を育成するために東京泌尿器科研修協議会を結成し、活動を開始しました。〇五年、千葉県にある亀田総合病院、旭中央病院が加わりました。共同で専門医を育てることが目的で、問題のある症例の検討会、手術の徹底比較や相互の手術見学、講義などを行っています。

それぞれ大学病院を凌駕する症例があり、代表者の出自は多様です。徐々にですが、人事交流も始まっている。東京泌尿器科研修協議会は大学の医局と対立するものではありません。気鋭の教授と協力しながら、数十年先を見越した新たな医師育成システムを構築していきたいと考えています。

医局は過去には戻れない

大学病院の院長と話すと、一様に、新臨床研修制度をとんでもない制度だと酷評します。このために、医局員が不足し、地域の病院に医師が派遣できず、地域医療が崩壊しかかっているという。無邪気に、自らの過去を反省することもなく、昔のように、大学の卒業生がその大学に残るように戻せと主張します。

私はこれには賛同できません。大学の医局にゆだねられていた医師の研修には大きな問題がありました。新臨床研修制度に反対する十分な論拠を大学側は提示できていない。医師が不足しているのは、日本の単位人口あたり医師数そのものがＯＥＣＤ諸国の約三分の二であること、〇四、〇五年と、二年間分の卒業生が医局に供給されなかったこと、医師が、大病院から中小病院、さらに開業にシフトしていること、単位患者あたりの医師の業務が多くなったことなどによります。足りなくなっているのは、大学だけではありません。

そもそも、今回の研修制度がなくても、卒業した大学以外の医局に入ることを妨げる制度はありませんでした。医局そのものが法律に基づく組織ではないので、入局を制度として縛ることなどできようがありません。医局は心の中の制度でした。昔も、皆で医局はないと思えば、医局制度は存在しなかったのです。昔に戻すことは、多くの医師が医局がないと思っているとすれば、日本国憲法の下では不可能です。一般病院での研修を廃止したとしても（そのようなことは現時点では政治的に不可能ですが）、大学間の格差を合法的に埋めるのは、多額の奨学金で縛るというような方法しかなく、大勢を動かすことは不可能です。

現在でも、大学に比べて、一般病院には力がありません。若い医師は自分の能力を伸ばすことを切望しています。すばらしい病院でも、年代の近い競争相手が地歩を固めていれば、能力を伸ばすのに障害になります。高度な医療を提供している病院はそう多いものではありません。最先端の医療を提供していても、一般病院は、制度的に多くの医師を保持できません。二年間は市中病院にでても、三年目以後、医局に戻らざるを得ないのではないでしょうか。

私は大学の現状を心配しています。一つは、医師にとっての教授職の魅力の低下です。低い給与、権威の喪失、大学病院の組織上の欠陥から、教授職に魅力がなくなりました。優秀な医師が教授職を目指さなくなると、大学病院の機能は一気に低下します。一方、一般病院には大学病院の機能を引き受けるための、覚悟、財政的余裕、制度的余裕がありません。個人的に年賀状をやり取りしている臨床系の教授が、数名います。〇七年正月、そのうち、二人の教授が定年前に教授職を辞めると書いてきました。

心配の二つ目は、大学からの提案の乏しさです。もう過去に戻ることはできません。新たな提案が必要です。インターネット上の医師の意見をみると、医局がいかに嫌われているかよく分かります。私の知っている若い泌尿器科医が、ある医局を辞めようとして、つるし上げられ、精神的に追い詰められました。医局を辞めた医師の就職を、その医局が邪魔するのを見聞したこともあります。ネット上には医局を辞める交渉を、弁護士に頼むというブラックジョークのような話まででています。このような状況をそのままにして、以前のように、卒業生がその大学に残るようにせよと、制度上無理な主張をしても、社会に受け入れられるはずもありません。やるべきは、大学病院の魅力を高める努力です。若い医師の要求の最も大きいものは、自分たちの医師としての能力を向上させることです。私は、意欲ある若い医師を、医局や病院の垣根をなくして交流させ、大きく育てようとする姿勢を示すことが、若い医師を確保する最も重要なポイントだと思っています。

第六章　公共財と通常財

コストとクオリティ

一国の医療ではアクセス、コスト、クオリティ、これらすべてを満足させることはできないとされています。不満足な部分は必ず残るのです。

わが国ではこれまでアクセスを保証し、コストを抑制してきました。つまり、誰もが、いつでもどこの病院でも受診できるということです。しかし、そうなると待ち時間は長くなり、診療時間は短くなる。必然的にクオリティ（安全はその一部である）は下がらざるを得ない。今まで何とか医療従事者の献身的努力でクオリティを維持してきましたが、限界を超えました。それを根性で何とかしろとか、処罰するから絶対にやれといっても無理というものです。

○四年の先進国の医療費の対GDP比は、アメリカが一五・三パーセントで、以下ドイツ一○・九、フランス一○・五、カナダ九・九、イタリア八・四、イギリス八・三、日本は八・○パーセントでした（『OECD Health Data 2006』）。日本の医療費の対GDP比はイギリスに追い越されて、先進七ヶ国で最低になりました。

とりわけ入院診療に費用がかけられていません（外来診療費は世界的にみてそう低いものではない）。入院診療費の対GDP比は、一九六○年から九八年を通して、先進国中で最低です。さらに入院病床に対する医師の配置数でみるとアメリカの五分の一、ドイツの三分の一、看護師の配置はアメリカの五分の一、ドイツの二分の一という有様です（『月刊保団連』臨時増刊号／七七○号「医療保険と診療報酬」）。

日本の医療現場の労働環境は非常に苛酷なのです。厚生労働省による診療報酬体系の改定で在院日数が短縮化されたため、私の勤めている虎の門病院のような急性期病院が全体的にICU（集中治療室）化しています。病棟ではさまざまなアラーム音が頻繁に鳴り響いている。私が主として利用している病棟（病床数五六）では、患者を手術室に運び、また迎えにいくといった作業だけで一日十往復を超えることもあります。医療行為の瑕疵を問われないようにするため、手続きが複雑化しています。手術室で患者を受け渡す際には確認事項が多く、三三項目のチェックリストがある。これだけで長時間の労力が要る。もちろん他の入院患者にも手がかかるし、随時、記録を残さなければいけない。手がかからなくなればすぐに退院ですから、病棟では一日あたり新規の入退院が十名を超えます。新規患者は一人一人から詳しく病状を聞き、また記録を残す。退院患者には退院指導をする。ほんとうに目が回るようです。

ＩＣＵというのは重症で手間のかかる患者を治療する病棟ですから、通常の病棟よりも多数の看護師が配置されている。通常の病棟のＩＣＵ化とは、看護師の労働が苛酷になっているのに、それに見合った形での増員はなされていないことを意味します。こうした病棟では深夜勤務がとくに危ない。看護師二人で三十〜五十名の患者を管理しなければなりません。これは危険なことです。例えば、人工呼吸器はちょっとしたことで不具合が生じやすく、不具合が十分以上続くと、重大な被害が発生します。人工呼吸器を装着している患者がいると、人手さえあれば起きないはずの事故が起きるのは当然のことです。

いったん事故が起きると、患者の家族は人員配置やコストの問題ではなく、あくまで善悪の問題としてとらえます。しばしば看護師を処罰することを求め、賠償金を要求します。もし院長が安易に患者の立場に立ってしまうようだと、看護師の士気は落ち、大量辞職も起こりかねません。

医療の崩壊が現実のものとして危惧されるなか、〇六年四月の診療報酬改定では、物価上昇傾向の中でマイナス三・一六パーセントという史上最大規模の医療費削減が実施されました。日本の医療費は、八〇年代前半以降世界に例をみない抑制政策がとられ続け、さらに強化されています。

では、どのような理念に基づいて医療費抑制政策は継続されてきたのでしょうか。八三年当時の吉村仁厚生省保険局長の「医療費をめぐる情勢と対応に関する私の考え方」が『社会保険旬報』に載っています。この中に医療費抑制の三つの理念が示されています。

第一は「医療費亡国論」。このまま医療費が増え続けると、租税・社会保障負担が増大し、日本社会の活力が失われる。

第二は「医療費効率逓減論」。医療費を増やし続けても、徐々に投入された医療費の効率なり効用が逓減する。医療費を増やすより、予防、健康管理、生活指導に重点を置くようにすべきである。

第三は「医療費需給過剰論」。医療の供給と需要の間にプライスメカニズムが働かないために、需要供給とも過剰になる傾向がある。さらに一県一医大政策で医師が過剰になり、必要以上に医療が提供される可能性が高い。

以後、この理念に基づいて徹底した医療費抑制政策がとられ続けてきました。しかし、日本医師会は、中央社会保険医療協議会（中医協）における政治活動によって、開業医の診療報酬を高く保つことに努め、それなりに成功しました。二〇〇〇年八月時点で、日本医師会で大きな決定権を持つ代議員三百四十二名のうち、勤務医はわずか二十一名（六・一パーセント）でした。開業医とは自分で小さな診療所を経営する医師、勤務医とは病院に勤務して給与を得る医師のことです。勤務医は政治的に無力であったために、入院診療費は世界的にみても極端に低く抑えられてしまった。外来診療報酬も、同じ診療をしても、開業医が高くなるように設定されました。しかもアクセスを制限しなかったので、病院の医療現場に過剰な労働負担をもたらしました。こうした中、医療の限界と不確実性を認めない患者と社会が、医療を攻撃し始めました。その結果、医師が士気を保てずに病院から立ち去り始めてしまったのです。

吉村論文が書かれた八〇年代半ばに、七〇年当時に目標とした医師数、人口十万人に対して百五十人が達成されました。医科大学が数多く新設されていたこともあって、当時の厚生省は、将来は医師が過剰になると予想しており、吉村氏の医療費需給過剰論もその予想を前提にしていました。

しかし〇四年、厚労省による『医師の需給と医学教育に関する研究報告書』の前書きには、「国際的にはこれまで『医療の効率性、とくに医療費の削減を目指す観点から医師数を規制する』政策が主流であったものが、『安全や質の確保から必要な医師を増やすべき』という政策基調に大転換している」と書かれています。

〇二年、日本の医師数は人口十万対二百六名。OECD加盟国は平均で人口十万に対して二百九十名です。大半の先進国で、日本よりはるかに医師の数は多いのです。

吉村論文の医療費抑制のための三つの理念というのは、医療がうまく運営されているという前提で、医療費を抑制するために用意された旧厚生省の決意表明のようにみえます。医療崩壊が現実味をもって議論されている状況で通用する論理ではありません。厚労省は日本の医療現場の混乱や、世界における医療の考え方の変化を認識しなかったか、あえてみないふりをしてきました。今や、「医療費過剰抑制亡国論」、「医療費過剰抑制、効率低下漸増論」とでもいうべき状況になっています。

パチンコ産業の市場規模は年間約三十兆円ですから、医療費とほぼ同じぐらいです。葬儀関連の費用も十数兆円といわれます。日本の国民負担率（税金と社会保険料の和がGDPに占める比率）は、世界的にみるとかなり低いところにある。医療にもっと多くの資源を投入する余裕はあるはずです。しかも国民は現状に満足せず、良質な医療サービスを求めているのです。八〇年代初頭以後の「世界一の医療費抑制政策」（医療経済学者・二木立氏の言葉）を支えてきた論理は、今となっては完全に正当性を失っています。

患者は消費者ではない

イギリスではサッチャー政権による長年の医療費抑制政策で、医療従事者の士気が崩壊しました。入院待ち患者が百万人を超え、手術可能と判断された肺がん患者の二〇パーセントは手術を待つ間に手遅れになる。ある一日の救急医療の調査によると、救急外来で入院が決まってから病棟に移るまでに平均で三時間三十二分、最大七十八時間もの間待たされていた。三日と六時間もストレッチャーの上で待たされる。これでは待たされたというより放置されたというべきでしょう。

こうした状況に患者は怒り、医療従事者への暴力が頻発しています。二〇〇〇年英国犯罪調査によれば、看護従事者は保安要員に次いで二番目に暴行を受ける危険度が高い。暴力（言葉による暴力を含めて）を受けるＮＨＳ（国民保健サービス）スタッフは、年間十万人に上っている。ＮＨＳの職員数は百万人で常勤職員が八十万人。患者に接している職員でいうと、三〜四年に一度は暴力を受けている勘定になる。いかにイギリスの医療現場が荒んでいるか、容易に想像できます。

多くの医師がオーストラリア、カナダ、アメリカに移住しています。このため、ブレア政権は二〇〇〇年に五年間で医療費を五〇パーセント増やすと宣言しました。しかし、いったん医師の士気が崩壊すると、費用を増やしても元には戻りません。

〇五年の五月、イギリスの総選挙の前に『ランセット』（世界で最も権威のある臨床医学雑誌）は社説で、政治家は患者を消費者に見立てて、「消費者中心の医療」を声高に唱えているが、これは間違いだと主張しました。イギリスの全政党が医療の改善を阻んでいる最も重要な問題、すなわち、「医師の士気の壊滅的崩壊」に焦点を当てることに失敗したと表紙に書きました。

ランセット誌の主張はこうです。

「正しい市場とは、競争原理が機能し、情報へのアクセスが平等でふんだんにあるという前提で、消費者が自ら参加するゲームである。医療では誰もが平等に情報を得て、しかも、それを正しく理解できるなどということはかつてなかったし、未来永劫ありえない。医療はゲームではない。医療は社会的善であり、公平でなければならない。患者は消費者ではなく、純粋に、ただ単に患者なのである」

競争市場では、企業は他の企業や消費者に遠慮することなく最も収益が多くなるよう価格を設定します。消費者は自分にとって最も有利な財を購入します。企業は収益が多いと見込めれば参入し、収益がなくなれば、退出することが許されています。

「消費者中心の医療」では、個々の患者が自分の利益を言い募ることを正当化します。ただし、市場原理のもとでは、高度なサービスには需要が集中して値段が跳ね上がるので、自分の財政状況を考慮してほどほどの要求にとどめざるを得なくなる。ところが、イギリスや日本ではサービスに対する値段が極端に低く抑えられているため、常にフル操業していないと採算がとれない。このため、「人手不足」「超多忙」が強いられることになった。日本やイギリスでは医療サービスの総量が足りていない。つまり、個々の患者の気ままな要求に応えられる余裕はないということです。

開放系倫理と閉鎖系倫理

日本はバブル崩壊後、大きく進路を変えました。アメリカ型の市場原理主義が賞賛され、頑張ったものが報われる社会が良い社会だとされるようになりました。小泉政権以降、この傾向がさらに強まり、派遣社員が増え、国民の収入格差は大きくなった。市場原理主義の信奉者が多数を占める経済財政諮問会議が、政策決定に大きな影響力を持つようになりました。

医療も例外ではありません。経済財政諮問会議の主要メンバーは、公的保険で提供される医療を受けつつ、保険外の医療を自費で支払う「混合診療」を推進しています。これに対し、日本医師会は、「混合診療」を進めると、保険診療で提供される医療がどんどん少なくなり、受けられる医療に大きな格差が生まれてしまうと反対している。

いずれにしても日本の医療が崩壊の危機にあり、現在の医療費では国民の要求する水準の医療が提供できなくなっています。日本の医療は大きな岐路にあるのです。行き先は原理的には大きく二つ。医療を現在のように「公共財」として運営し続けるのか、あるいは、市場原理にゆだねられるべき「通常財」として運営していくのかです。この二つの中間的な政策もあろうかと思いますが、理念としてはこの二つのいずれかです。最終的には国民が決めるべきことだろうと思います。しかし、市場原理にゆだねるということに日本人が耐えられるのかどうか、よく考える必要があります。

東京大学国際保健学元教授の大井玄氏は「環境問題をどう考えるか」（『サングラハ』〇四年八月二十五日号所載）、ならびに、『痴呆の哲学――ぼけるのが怖い人のために』（弘文堂）で、「開放系の倫理」と「閉鎖系の倫理」という考え方を提唱しました。要約して説明します。

倫理は、ある個人、あるいは集団の生存確率を最大化する戦略指針に由来する。生存のための努力が世代を超えて薫習されることで、倫理が形成されます。当然、地理的条件によって倫理には違いがでてきます。

アメリカの倫理は、かなり特殊な条件下で成立しました。十七、十八世紀のアメリカは、人間の活動に比べてスペースが極めて広い上に、移動の自由があり、資源が豊かで、異なる背景を持つ人間との接触が多い場でした。宗教的軋轢からイギリスを逃れ、アメリカに移住したピューリタンは、広大な新天地に、場の包容力が人間活動によって影響を受けないという印象を持ちました。ここではあからさまな競争を通じた生存が可能で、自律、欲望追求と移住の自由が尊重される。個人の利己的欲望を追求する努力の総和がそのまま社会の利益であると理解され、「自我拡張的意識」が形成されます。こういう場所での自己実現とは、自己の才能や欲望の具現化です。

典型的な閉鎖系の場として、江戸期の日本が挙げられます。閉鎖系の場では移動が制限され、異文化的人間との交流が少ない。貧しく狭い場所で、少ない資源を奪い合うと共倒れになります。こういうところでは自我縮小的心理が形成されます。謙遜、自責、協調が重視され、対立や競争を避けるようになる。自己の欲望は抑制されるべきもので、自己実現とは他者から期待された自分の役割を果たし、人間関係を良好にすることです。「足るを知る」「分を知る」という言葉に象徴されます。

大井氏のいう「開放系の場」は、歴史上めったに出現するものではありません。そのような恵まれた条件は、新大陸で先住民を殺戮して土地を奪うという条件で、はじめて成立したのだと思います。歴史的に考えても、ほとんどの民族は「閉鎖系の場」で生活していたのではないでしょうか。

市場原理の医療の怖さ

私の問題意識を実感していただくために、アメリカの医療がどのようなものかを紹介します。

李啓充氏が書かれた『市場原理が医療を亡ぼす　アメリカの失敗』（医学書院）にあるように、アメリカでは医療は産業として、市場原理で運営されています。アメリカの医療は、金儲けのための産業なのです。アメリカの医学部の学生は、経済主体として、将来の収入を大きくするような診療科を選択しようとします。後で説明しますが、これは宗教の命ずるところでもあるのです。日本と異なり、能力のある医師の収入が高くなるように値段が設定されている。

日本では、学者として、あるいは、外科医として有名な医師の収入は、通常の開業医よりはるかに低いのが普通です。これは金ではなく名誉を選んだのだから当然のことと理解されてきましたが、このような理解が成立するのは、江戸時代三百年かけて名誉、権力、金を別にすることに成功したからです。

江戸時代の武士は、「武士は食わねど高楊枝」という言葉にあるように、支配階級ではあったが、貧しかった。商人は、お金を持っていたが、政治権力と名誉のいずれも持っていませんでした。第一章でとりあげた渋江抽斎の四番目の妻、五百《いお》は裕福な商人の娘でした。子どもの頃より大名屋敷に奉公にでます。武家での奉公とは修行が目的でした。奉公先での付き合いに莫大な金銭を要しました。名誉、格式は商人に所属するものではありませんでした。結局、彼女は学問を生業とする抽斎の押しかけ女房になりました。お金から名誉に主体的に路線転換したのです。

アメリカでは、高度な技量を持った医師はそれを必要とする患者がいても、高いドクターフィーを支払う能力がなければ相手にしません。医療は購入すべきものであり、患者は消費者です。お金がなければ、消費者にはなれない。アメリカ人は、ひどく困った状況を目にしても、それなりの同情を示しますが、それは私の仕事ではないとして取り合いません。社会もそれを非情とか薄情とか言って非難はしない。当然のことと考えるのです。したがって有名な医師ほど金持ちになれる。私のカウンターパートに当たる医師ですと、年収にして百万ドル、私の給与のだいたい十倍ぐらいの収入があります。アメリカの医療費の対GDP比は世界最高で、日本の二倍近い。産業として発展しているのだから結構なことだと理解されます。費用がかけられているにもかかわらず、その恩恵が国民にいきわたっていない。アメリカの医療には公平という概念はありません。ある調査によれば、虫垂炎の治療費は日本の三十万円程度に対し、ニューヨークでは二百四十三万円もかかる（一日だけの入院）。医療保険が高価なため、中間からやや下の階層では、医療保険を購入できません。無保険者が四千五百万人もいます。医療にかかれないのは個人の責任とされる。彼らは必要があっても医療を受けずに我慢します。このためアメリカの乳児死亡率は貧しいキューバより高いのです。

医療保険も値段によってサービスが異なります。医師の裁量で適切と思われる医療を提供できるような設定の保険は、極めて高価なので一般的ではありません。通常の医療保険は、保険会社が医療内容を指定する。かかりつけ医も指定されており、他の医師を受診できません。専門医を受診するにも制約があります。判定のための委員会の承認がなければ受診できないのです。保険会社による支払いに上限があり、本格的な病気だと多額の自己負担が生じます。医療保険は金儲けのための産業なので、儲けを大きくするために、資格審査で、健康に問題のある人を加入させません。医療が必要になりそうな人は排除されるのです。

アメリカの病院は医療保険の会社が間に入らないと、法外な医療費を平気で請求します。つまり、無保険者ほど医療費が高くなる。彼らは、儲けのチャンスがあれば、とことん儲けようとします。これについては、日本人でもひどい目に会うことがあるので注意が必要です。最近聞いた話を紹介します。ある日本人がアメリカを訪問中に倒れ、病院に運ばれました。治療の甲斐なく約二ヶ月後に死亡した。幸い、海外旅行医療保険とカード会社から合計二千八百万円のお金がおりました。しかし、これが生存中に底をつき、日本でお金を工面して約五百万円送金しなければならなかった。これでも足りずに、死亡後、家族は二億数千万円の追加請求を受けたというのです。この金額に、家族は茫然自失になったといいます。その後、アメリカの病院の依頼で、取り立て屋が通訳を連れて日本までできました。長い交渉の後、追加支払い額は千四百万円程度で決着しました。すべて合算すると最終的な支払額は四千七百万円、このうち自己負担が千九百万円にもなったということです。

○五年二月二日のロイター通信のマギー・フォックス氏が書いた記事によれば、アメリカの個人破産の五〇パーセントは、医療費が原因であり、全米で年間に百九十万人から二百二十万人（破産者とその扶養家族）が医療費破産を経験していると推定されています。カード破産は一パーセントに過ぎない。しかも、破産者の七五パーセントは保険に加入していました。医療保険を購入できる中産階級でも、いったん病気になれば、しばしば経済的に立ち行かなくなるのです。記事の中で、ある弁護士は、自己破産者のうち中産階級家庭が多数を占めるとの報告を聞いて、何か守るものを持つ人々が自己破産を申請するのであり、本当の貧困者——路上で見かける人々には、救済策は一切ないと述べていました。さらにある医師はアメリカの医療保険制度を、必要最低限の、患者負担分や保険適用除外や例外だらけの、深刻な病気から自己破産へ直行させる医療プランだと酷評しています。

貧困層三千七百万人はメディケイドによって医療費を支給されます。医療費自体が高いので、政府の医療への支出が日本よりはるかに大きくなっている。それでもメディケイドは相対的に医療費を安く設定しているため、メディケイドの患者の診療を拒否する医師が増え、五〇パーセントにも達しているということです。

アメリカを統べる新古典派経済学は、個々の人間が社会全体を考えることなく、利己的に利益を追求することを是とします。アメリカの市場原理主義では、患者保護も利益追求の産業になります。これを明示する記事が、〇七年一月四日付の朝日新聞朝刊に掲載されました。「消費者の時代へ③」に、アメリカの法律家で、日本の医療についてよく発言しているロバート・レフラー氏の意見が紹介されていました。

曰く、患者は医療サービスの消費者であり、医療事故を電化製品や金融商品の被害と同様に考えよ、弁護士が訴訟を引き受けるように仕向けるために、高額の成功報酬（賠償金額の三分の一程度）で弁護士の意欲を高めよ。さらに、「米国では大学や研究所の専門家が、法廷で（患者側の立場で）証言することで、生計のかなりの部分を支えるだけの収入を得ることができる。米国には業界側と対抗するための仕組みが整っているといえる」と、米国の法廷ゲームと金銭による人心操作の優越性を語ります。

しかし、米国では訴訟に備えるための医師の賠償責任保険料が高く、例えば、フロリダ州で産科医療に従事するためには、年間千百万円から二千二百万円も支払わなければなりません。日本の医師には到底払えない額です。日本の国民皆保険制度でこのようなことをすれば、医師は医療を続けることができなくなります。あるいは、病院が立ち行かなくなります。患者保護のためには、アメリカのようなお金をかけて、法廷でとことん争うような制度ではなく、後述するように、専門の第三者機関による医療事故調査と、それに基づく、対立を助長しない公平な無過失補償制度が望ましいと思っています。これにも相当なお金がかかりますが、医療制度の維持と正義の実現には必要なお金です。

アメリカの思想的起源

アメリカの医療がなぜこのような状況になっているのか。その由来を探るため、しばらく医療から離れて、アメリカの起源と、同時期の日本の状況、さらに、アメリカ資本主義を支える論理について考えていきます。多少長めの話になりますが、今後の日本の進路を考える上で重要な話なので、お付き合いください。

アメリカと日本では、地理的条件だけでなく歴史的条件が大きく異なります。歴史的にアメリカ人と日本人はどのような道筋をたどって、現在にいたったのでしょうか。

中西輝政氏は『アメリカ外交の魂　帝国の理念と本能』(集英社)で、その後のアメリカを形作る起源は、ジョン・ウィンスロップに率いられた千名になんなんとする裕福なピューリタンの大集団にあると書いています。彼らはピルグリム・ファーザーズに遅れること十年、一六三〇年六月、マサチューセッツ湾に到着しました。ウィンスロップは大西洋上のアーベラ号の上で、「もし神がわれらの大西洋横断を許すなら、われらは世界の改造のための偉大な事業に身を挺するべく神との契約に入り、神の委託を受けたことが証明される」と宣言しました。自分たちを選民とみなし、新天地に世界の範となる宗教国家を建設し、それを世界に向かって広げようという、壮大な意図を持っていました。強烈な一神教になじみのない日本人の感覚では、カルト教団のような印象さえうけます。ウィンスロップは「世界の善導をめざす新しいキリスト教国家」「全世界から見上げられる『丘の上の町』（新約聖書のマタイ福音書五章十四節の言葉）」を目ざしたのです。このウィンスロップたちの宗教国家がアメリカの出発点です。その影響が今に色濃く残っていることは、イラク戦争を推進したネオコンと呼ばれるグループの考え方によく示されています。開戦当時、ネオコンは、自分たちは、常に正しく、その正しさを世界に広めなければならない、世界の善導のためには、誤った価値観を持つ者たちへの武力の行使をためらってはならない、と信じているようにみえました。

ピューリタンはカルビン派の流れをくみ、厳格な信仰を持っていました。アメリカのもう一つの起源であり、奴隷制度を作ったヴァージニアに入植した人びとに比べて、はるかに裕福だっただけでなく教育もありました。また、ヴァージニアの入植者は家族を伴わない冒険者でしたが、ニューイングランドの入植者は妻子とともに荒野に上陸しました。アレクシス・ド・トクヴィルはピューリタニズムについて、「宗教的教義でもあったが、またこれと殆ど同程度に、政治理論でもあった」と述べています。イギリスは、社会の混乱の原因になりかねないピューリタンが国外にでるのを歓迎し、彼らの運命にはほとんど関心を持ちませんでした。このため、ピューリタンたちが入植地で自ら法律をさだめ、参加者の契約によって自治政府をつくることを半ば放任し、あるいは、総督にゆだねるという形で正式に認可したのです。ウィンスロップは、アメリカに向かう前に、自治を許されたマサチューセッツ湾会社の総督の地位を得ていた。イギリスにおける宗教的弾圧もあり、ピューリタンが次々と大挙して、ニューイングランドを目指しました。

いくつかの入植地では、ピューリタンたちはアメリカに上陸するやいなや次のような法令を決定しました。

「われわれの名はあとに記すが、われわれは、神の栄光のため、キリスト教信仰の発展とわれわれの祖国の栄誉とのため、この遠くへだたった岸辺に最初の植民地を建設することを企てたのである。そしてわれわれはここに集まっているものたちで、相互的な正式な承認によって、神の前で、自治を行ない、われわれの計画を完遂する目的で、政治的社会の団結を結成することに同意する。われわれは、この契約によって、われわれが従属する法律、法令、命令を公布し、必要に応じて服従することを約束する司政官たちを任命することを承認する」（トクヴィル『アメリカの民主政治』講談社学術文庫）

彼らは宗教色の強い厳格な法律を制定しました。入植地によっては、旧約聖書に倣って刑法が制定されたので、戒律といってもよいようなものでした。トクヴィルは彼らの刑罰の重さを以下のように表現しています。

「瀆神、魔法、姦通、強姦は死刑をもって罰せられ、親に対する子の暴行も同じく死刑に処せられる。このようにして、粗野な半開の〔ユダヤ〕民族の法制が啓発された精神と穏和な風習とをもった社会のうちに移植されたのである。そしてまた死刑がこれほどに法律の中に多くとりいれられ、罪軽きものに適用されたためしはない」（同前）

ピューリタンの考え方の特徴を二つ挙げます。一つは職業召命説です。彼らは、カソリックのように、神と人間を仲立ちするものとしての教会を認めません。これは教会の腐敗を嫌悪したためでもあります。聖職者と一般の信徒の区別がなくなります。本来、聖職者として宗教に身を捧げることを意味していた召命という言葉が、世俗の職業にも適用されるようになりました。神は一人一人に使命・義務を与えた、これが、各人の世俗の職業であるとします。それまで、一段低いものとされていた世俗の職業に、積極的意義を認めたのです。それぞれの職業に勤勉に励むことが、神を讃えることになります。

もう一つは予定説です。人間を罪深いもの、現世をはかないものとみなします。世界の終末に際し、メシアが現れて死者をよみがえらせ、最後の審判を下す。あるものは永遠の命を与えられ、あるものは地獄に送られる。カルビン派では救済されるかどうかは、予め決まっており、信仰の深さには関係ないとします。しかし、救済される人間は「神に救われる兆候」があると考えます。その兆候が、現世における耐えざる努力です。結果として富が蓄積されます。この兆候がない限り、地獄に堕ちる。この兆候を求めて、アメリカ人はせきたてられるようにしゃにむに働き、蓄財に励みます。ピューリタニズムは金銭への欲望を解き放ちました。際限のない欲望を神の認めるものとしてしまいました。

アメリカに入植したピューリタンは、スイスにおけるカルビン派と同じく、恐怖政治を行いました。地獄への恐怖、信仰の強制と厳罰、内部分裂、魔女の火刑など、不寛容、強迫観念、極端な行動が目立ち、暗く陰惨な印象を与えます。アメリカは六〇年代前半のポップミュージックから想像されるような能天気な明るい国ではありません。ナサニエル・ホーソンの『緋文字』は宗教的理念が人間を押しつぶす陰鬱な物語ですが、まさに、舞台となったボストンこそ、ウィンスロップによって建設された町セイラムが発展したものなのです。いずれにしても、追い立てられるように富を追い求める宗教的情熱は、現代のアメリカ人にも脈々と流れています。

機会均等という国是と幻想

アメリカの独立宣言はアメリカの学校で繰り返し教えられます。独立宣言の最も重要な部分を示します。

「すべての人間は平等につくられている。創造主によって、生存、自由そして幸福の追求を含むある侵すべからざる権利を与えられている」

中西氏によると、独立宣言は、王権神授説を否定し、イギリスの名誉革命を理念で支えたジョン・ロックの思想の系譜にあります。「侵すべからざる権利」には、本来、「幸福の追求」ではなく、「財産権」が含まれるはずでした。中西氏は、「財産権」ではなく「幸福追求の権利」でなければならなかったのは、アメリカを建国したピューリタンの教義によるものだとしています。世界の終末に「最後の審判」で救済されるためには、すでに存在する富ではなく、召命としての職業に励むことが必要だったのです。富そのものではなく、富を得るための労働でなければならなかった。「幸福追求の権利」は「機会均等の権利」とも読み取れます。これは、ピューリタンたちの祖国イギリスでは到底実現できなかったことです。彼らは、幸福追求の権利、すなわち、機会均等の権利を、広大な新大陸で得ました。そこでは、激烈な競争で勝者がすべてをとっても、敗者は他に移動すればよいということになります。

ウィンスロップの入植地では、宗教的圧制を嫌った実業家たちが、新天地を求めて移住するようなこともあったといいます。牧師ロジャー・ウィリアムズは、宗教と政治を切り離すべきであること、イギリスには先住民の土地を入植者に所有させる権利がないことなどを主張し、ウィンスロップと共に宗教政治を取り仕切っていた牧師ジョン・コットンと、激しい議論を戦わせた。ウィリアムズは、処刑こそ免れたが、追放され、ロードアイランドで先住民から土地を購入し、新しい入植地を建設しました。激しい対立を、敗者が別の新天地に移住することで解決できるのも、先住民から奪い取った広大な土地があったからです。

私は、アメリカ社会で過去から現在に至るまで、機会均等が本当に保障されてきたとは思っていません。しかし、これは国是です。幻想かもしれませんが、多くの人びとがアメリカンドリームに生きがいを求めています。少なくとも、皆が信じているという意味では実体をもっていました。

アメリカの貧者は日本と比べてひどく惨めです。貧しさの意味が日本とは全く異なるからです。先に説明したように、ピューリタンの教義によれば、社会的成功が得られないということは、最後の審判で救済を受けられないということです。貧者は神から見放された存在なのです。本人がこの考え方を受け入れなくても、社会がそうみなす。日本のように「清貧」とか「足るを知る」というような考えはありません。欲望を持ったまま貧しい状態に置かれています。〇五年十月のNHK報道によると、実に国民の百三十八人に一人が刑務所に収監されている。貧者は社会に組み込まれず、犯罪が頻発する。ハリケーンが南部を襲ったときには、あちこちで略奪が横行しました。警察は被災者に銃を突きつけた。わが国の経済界がもてはやすグローバリズム、すなわち、弱肉強食のアメリカ資本主義の世界はこうしたものなのです。阪神淡路大震災の被災地でみられたような、暴行も略奪もない、皆が互いに助け合う光景を誇るべきではないでしょうか。

アメリカにも社会保障制度はあります。アマルティア・センが『貧困と飢饉』（岩波書店）で述べているように、飢餓は人口に比べて食糧生産が足りないから起こるのではなく、食料を手に入れるための権原の悪化から生じます。権原とは「ある財の集まりを手に入れ、もしくは自由に用いることのできる能力・資格」を意味します。センはアメリカでも社会保障制度がなければ餓死者が多数でるはずだとしています。そうなれば、社会不安を高め、かつ、治安の悪化を招く。競争の勝者の生活にも悪影響がでます。一九六九年のアメリカ合衆国大統領委員会報告書『豊かさの中の貧困』の中に「人々が餓死したり、路上で野垂れ死にすることは許されることではない」と書かれています。アメリカでも、実際には、社会保障をなくすことはできません。

八〇年代にロサンジェルスで生活をしたことがあります。ロサンジェルスの市庁舎の前にたむろするホームレスの多さとその臭い、また、市庁舎の南の広大な一帯では、くすんだ汚い建物と、昼間から路上で群れる無表情な失業者の多さに驚きました。同時に、病院やアパートの警備員の多さにも驚きました。

私は、生活保護より、職を与えて、それなりの給与を保証し、自分の働きで生きていけるようにするほうが社会全体として、有益だと思います。絶対に勝てない人たちや、そもそも、競争に参加したがらない人も少なからず存在します。このような人々を敗者におとしめて、その上で社会保障を与えて生存を保障するのはよい方法とは思えません。そういう人々も誇りが保てるようにするのが、政治の重要な役割です。実際に、日本の政治は少し前まで、そのようにしてきました。

結果平等をめざす村社会

ウィンスロップが入植地で宗教国家の建設を開始する三十年前に、日本では関ヶ原の合戦が行われ、江戸時代への流れが確定しました。この歴史の流れは、日本人にとってどのような意味があったのでしょうか。最近、戦国時代の戦争の実態、日本の農村の実情の研究が進んでいます。以下の記述の多くは、藤木久志氏の『雑兵たちの戦場　中世の傭兵と奴隷狩り』（朝日新聞社）ならびに黒田基樹氏の『百姓から見た戦国大名』（ちくま新書）から得たものであることをお断りしておきます。

戦国時代は常に飢饉の状態でした。古い寺に残された過去帳の記録から分かったことですが、戦国時代を通じて、死亡数の季節変動は一貫して同じで、食糧の蓄えがなくなる四月から六月ころに多く、収穫時期の秋に激減しました。収穫の端境期の死亡は餓死だったと考えられています。江戸時代には、飢饉がなければ、死亡数は七月と八月に最も多かった。天保の大飢饉の時期はこの基本的季節変動ではなく、戦国時代と同じ変動パターンでした。

戦国時代の戦争は、きわめて残酷なもので、戦場は雑兵の稼ぎ場であり、「乱取り」とよばれる略奪が日常的に行われていました。凶作で村にいても食べていけない百姓は、雑兵として戦場に赴き、戦場では、食うために食料を奪い、人々を捕らえて、奴隷として売却しました。上杉謙信は生涯に何度か越後から関東に侵略していますが、謙信が初めて侵略した年は、深刻な飢饉があった年です。秋の収穫期に関東に侵入して、食料を奪い、そのまま越冬し、翌年の六月に引き揚げている。その後の遠征でもこのパターンが多くみられます。侵攻した軍の周囲では、常に略奪があったと想像されます。関東への侵略は、食料を奪うこと、自国での飢饉下での口減らしが目的だったのではないかと、藤木氏は推測しています。飢饉が戦争を生むのは、現代のアフリカにもみられる現象です。

飢饉が常態の戦国時代に、人びとは個人では生きていけませんでした。人びとの生存は村に依存していました。黒田氏によると、政治的存在としての村は、戦国時代になって初めて記述が現れます。村は一定領域を占有し、構成員に対して徴税権、立法権、警察権を行使し、構成員の私権を制限する公権力でした。構成員による武力を持ち、村の存続のために、外敵と戦ったのです。敗残兵を襲って略奪することもありました。行動の決定は全員参加の寄り合いで決定されました。

村は、水や山の入会《いりあい》権など農業生産のための用益をめぐって、近隣の村と利害が対立します。対立の帰結には人々の生存がかかっていました。生存のための争いが人々に運命共同体としての村を形成させ、争いの過程で村の境界が決められた。対立が高じると、暴力を伴うようになります。これは相論とよばれました。村同士の争いも合戦とよばれたそうです。村は互いに加勢を集めて（合力とよばれた）大掛かりな争いになったり、ときには、村同士の争いが領主同士の戦争に発展することもありました。争いでの領主の態度いかんで、村が領主を変更することもあり、村が一つの政治的主体だったことが分かります。

大掛かりな合戦には費用がかかり、村が疲弊します。そのため、近隣の領主の仲介による解決が重要な役割をはたしました。争いを収めるためには、相当《あいとう》といって、双方の損害が同じになる必要がありました。このために、解死人《げしにん》が相手の村に差し出された。解死人が相手の村で殺されることで、双方が納得し、紛争を終結させることができたのです。

戦国大名にとって、村と領主（国衆）の双方が「成り立つ」ことが、強さを維持するのに不可欠でした。年貢が厳しくなると、村は一揆をおこしたり、領主を変更したり、他国に逃散したりしました。村が成り立たなくなると、戦国大名の弱体化につながります。村と領主の年貢をめぐる争いを調停するために、多くの戦国大名が、目安制度という裁判制度を設けて、双方の共存を図りました。

秀吉は天下統一後、検地、刀狩りを行うとともに、「天下喧嘩停止令」で村同士の実力行使そのものを禁止しました。これは、多くの戦国大名が家中の争いを抑えるために設けた喧嘩両成敗法を、一般民衆に広げたものです。黒田氏によれば、「天下喧嘩停止令」以後も相論はなくならず、天正二十年十月の摂津鳴尾村と瓦林村の用水相論では、双方合力を獲得して大掛かりな合戦に発展しました。秀吉は、「天下喧嘩停止令」に従わずに合戦相論に及んだとして、当事者の二村のみならず、合力した村々に対しても制裁を加えた。なんと合計で八十三人の農民が処刑されたのです。ここまでして、争いを抑制しようとしました。

江戸初期も飢饉が継続しており、平和の維持は大命題でした。三代将軍家光の時代になっても、村同士の合戦を抑制することは為政者の大きな関心事でした。紛争当事者より合力した村への処罰を重くせよ、とする徳川重臣の手紙も残されています。中世から近世への変化、すなわち、江戸の平和は、ぎりぎりの状況での生存という結果平等を目ざすものだったと思います。

もちろん戦国時代は現代の資本主義の社会とは大きく異なります。しかし、このときに形成された政治的存在としての村のかたちは、その後も存続します。村の解体は戦後の高度成長期になってはじめて実現したものです。村による私権の抑圧が、個人の生存・生活の障害として認識されるようになったのは、個人が個人として生存できるようになったためです。

過大な自由と適切な自由

アメリカの市場原理主義は新古典派の経済理論に基づくとされています。宇沢弘文氏は文化勲章を受章した経済学者ですが、新古典派の経済理論を以下のようにまとめます（宇沢弘文著作集1『社会的共通資本と社会的費用』岩波書店）。

第一に生産手段は私有される。私有されない資源は生産者が自由に使用できます。生産者は経済活動に伴う社会への影響は考慮しません。公害のような社会的に大きな負担を負わせるような生産活動は例外的なものとみなし、経済理論は対応する方法を用意していません（宇沢氏の本が書かれたのは一九七四年であり、現在とは状況が異なります）。

第二に各生産者は商品を市場に供給し、市場で評価された額を得る。市場価格が低いとその生産者は生存できませんが、経済理論はこれを配慮しません。経済理論にとって、各個人は人間としてではなく、単なる生産要素でしかありません。

第三に市場価格の変化に伴い、労働者や資源は最も効率的になるよう離合集散する。現実には、衰退産業の労働者や工場を他の産業に転用するのは容易ではありません。社会からの援助がなければ、多くの労働者が路頭に迷うことになります。

第四に経済理論は資源配分の効率性、端的にいえば、儲けを大きくすることのみに関心をもち、所得配分の公正性は考慮しない。

宇沢弘文氏は、こうした前提は現実社会ではほとんど成立しえず、新古典派の理論は「一つの虚構の世界」を作り上げているとしています。その上で、以下のように結論付けています。

「アメリカの経済学者は市場機構についての一種の信念に近いような考え方をもっているともいえる。利潤追求は各人の行動を規定するもっとも重要な、ときとしては唯一の動機であると考え、価格機構を通じてお互いの利害の対立を解決することが最良の方法であるという信念である。新古典派理論はこのような信念を正当化するものにすぎないともいえるのであって、理論的な帰結からこのような信念が生まれるのではない」

ノーベル経済学賞の受賞者であるフリードリッヒ・アウグスト・フォン・ハイエクは、市場原理主義の理論的指導者です。彼は、人間の理性には限界があり、人間の理性で社会の全体を見通すことはできず、計画経済は必ず破綻するとしています。マルクス主義だけでなく、不況時に公共投資により生産と雇用を拡大させようとするケインズ政策も、ハイエクの嫌うところです。多くの個人に広く分散した有用な知識のすべてを、命令を下す単一の権威が所有することはありえない、この知識の有効利用を可能にするのが市場の自生的秩序であり、それがより大きい社会の生産物総計をもたらすとします。市場の自生的秩序が、ソ連の計画経済より生産物総計を大きくすることは確かだと思います。しかし、衰退産業の労働者と資源を他の産業に転換することを政府が援助することや不況時の公共投資が、自生的秩序にまかせっぱなしにするより、生産物総計を下げるとは思いません。

ハイエクは、経済活動における自由をなにより重要視します。「自由主義」という論文（『市場・知識・自由―自由主義の経済思想―』ミネルヴァ書房）で、自由主義者が平等な分配を目ざす平等主義を拒絶する理由を二つ挙げている。この中で、アリストテレスの

「配分的正義」という言葉が誤用されていたので、以下、「結果の平等」あるいは「平等主義」と言い換えて説明します。翻訳者は気づいていた形跡があったので、元の文章が誤っていたかもしれません。ハイエクは法の下の自由を説きます。「万人の自由が実現できるのは、イマヌエル・カントの有名な文言にあるように、各人の自由がすべての他人の同等の自由と両立できる限度以上に大きくならない場合だけである」。そこで、法の下に「万人の同一の自由を保証するように各人の自由を制限する」。平等主義反対の第一の理由は、法が経済活動の自由を保障しなければならず、自由な活動がもたらす自生的秩序は、その性質上、結果の平等が得られるものにはならないということです。第二の理由は、結果の平等を原理としてもつ自生的秩序が存在したとしても、利潤を追求する経済主体が生産を担当している以上、結果の平等は実現しえないということです。

ハイエクの言い分をもっと卑近にすると、「私は個人が自由に利潤を追求することを社会の基本と考える。したがって、平等主義はうけいれられない」ということです。「嫌いだから嫌い」といっているに過ぎません。宇沢氏が述べたように、これは信念を述べているにすぎない。前提であり、したがって、新古典派経済学の中で、経済学の言葉を用いて議論しても仕方がないことになります。少なくとも、私は、市場原理主義は、経済学の問題ではなく、それ以前の問題、すなわち、宗教、あるいは、歴史の問題だと理解しています。

私は、ハイエクの著作を読んで、共感するところがありました。自由主義的な自由概念として提示した、「万人の同一の自由を保証するように各人の自由を制限する、法の下の自由という概念」です。日本の現在の医療や教育の崩壊は、特殊な人たちの過大な自由をあまりに尊重しすぎるために、多くの人たちの自由を阻害しているところにある。義務教育は身勝手な親に破壊されようとしています。万人の適切な自由を確保するために、特殊な個人の自由を制限することを制度化すべき段階ではないでしょうか。私のこの考えは当たり前のことだと思いますが、現在の日本の問題は、当たり前のことが当たり前として通用しなくなっていること、しかも、それが堂々と議論できないことにあるのではないでしょうか。

ハイエクはそもそもオーストリア出身です。思想的にはイギリス経験主義の系譜にあり、カルビニズムの強迫的気配はあまり感じられません。彼の細かい議論はほとんど賛同できます。しかし、自生的秩序が競争市場になるという考え方は、多少強引かと思います。アメリカでは自生的秩序は競争市場だったかもしれませんが、日本では村社会でした。自生的秩序としての村社会には、競争市場同様、大きな欠陥があります。

正直に申し上げると、医局制度に対する考え方で分かるように、私自身、徹底した個人主義者であり、本来、最も村社会にはなじめない存在です。村社会の問題をよく理解した上で、市場原理主義にも問題があると思っている。双方の成り立ちを知った上で、今後の行き先を考えなければならないと思うのです。こと医療については、市場原理にはなじみません。アメリカでも、悲惨な状況から、公的保険制度を創設して無保険者をなくそうとする動きが、マサチューセッツとカリフォルニアで起こっています。日本の現在の行き詰った状況を打開するには、よほどの対策が必要になるのだろうと想像します。その対策もまた、社会の各種せめぎあいの中から自生的に発生してくるのではないでしょうか。

日本人は競争に耐えられるか

ピューリタンの特徴は神と個人の間に教会をおかず、個人が直接信仰の責任を引き受けることです。アメリカのＷＡＳＰ（白人、アングロサクソン、プロテスタント）はカソリック教徒を見下すところがあります。カソリック教徒が、教会にたよりすぎて、個人が精神的に自立していないとみられているためです。

前に紹介した大井氏の『痴呆の哲学』には、アメリカの競争について、本質を突く記述があります。アメリカにおける競争は徹底した個人同士の競争です。村と村、あるいは、会社と会社の競争ではありません。大井氏の観察では、「アメリカ社会を動かしている基本機序は、社会階層の上方へ移ろうと志向する者による厳しい競争」でした。個人の能力がすべてです。能力が維持できなければ、あるいは、能力を周囲に証明し続けなければ脱落してしまいます。大企業の経営者は従業員の四百人分もの報酬を得ますが、自分の能力を誇示できなくなれば、野心的な挑戦者にその地位を明け渡さなくてはなりません。研究者として働いている医師の世界には、パブリッシュ・オア・ペリッシュという言葉があります。常に論文を出版し続けていなければ、職を失うという意味です。社会の上層部では、常に個人が周囲と競争し、走り続けることになります。アメリカの成功者は、落ち着きがなく攻撃的で、ものの考え方がシンプルです。競争に打ち勝つのに有利な属性を残して、不要な属性を切り捨てています。穏やかで、教養豊かで、思慮深いと、競争に勝ち残れない。大井氏は、職場は戦場であり、常に、競争、喧嘩、敗北を意識しながらの生活だったと書いています。病院では、競争の残酷な結果、すなわち、金持ちと貧乏人に対する極端な扱いの差を目撃しました。

大井氏は、日本に帰国して、数年後、寝たきり老人や認知症の老人の宅診事業を始めたとき、診療後、自分が、決まって急性反応性うつ状態になることに恐怖狼狽しました。その根底には、能力を失い他人に依存すること、他者に自尊心を傷つけられること、自我が崩壊していくことに対する恐怖がありました。彼の若い同僚たちにはそうした反応は起きませんでした。大井氏は、その原因を、「アメリカという本物の競争社会に生活し、競争の苛酷さを目撃したから」と分析しています。


「この競争社会で、年に数回しか日本語をしゃべらないような生活をしたことは、自分では気がつかなかったものの、わたしの価値観、思考態度に深い影響を与えていた。たとえば、時として対決をいとわぬ姿勢や即座に意思決定を行う自我が形成され、能力主義的価値観という偏光プリズムを通して世界を見るようになっていた。

なるほどわたしは、他人の眼にはアメリカ文化に良好に適応し、自分の意識の表面では、日々の出来事に対応することに違和感を覚えなくなったにもかかわらず、意識の深層では、その社会での生活に恐怖と嫌悪を感じたのだと思われる。深層意識で苛酷と感ずる条件での生存は、いかに適応しているように見えても、心的外傷が生ずる気質や性格の人間はしばしばいるのである」

大井氏は、ハーバード大学から東大に修士論文を書くためにきていた女子院生が、逆のカルチャーショックを受けていたのを目撃しました。とくに、大学院生がお互いに助け合って仕事をしていることに、彼女は、倫理的怒りを含む衝撃を受けました。

「『信じられないわ。ハーバードではだれもが他のだれとも競争しているのに！』彼女にとって同僚とは、すなわち競争相手であり、自分が成功するためには打ち負かすべき対象であり、決してアイデアを提供して実質的援助をおこなったり、自分が独創性あると考える着想を共有する者ではなかった。そして他者との競争は、たとえ激しくても回避すべき行為ではなかった。なぜなら、アメリカ建国以来、競争は、『不正な』手段によらないかぎりは、倫理的正当性を帯びた行為であったからである」

日本人は、はたして、市場原理主義が求める徹底した個人間の競争に耐えられるでしょうか。市場原理主義は、宗教を背景にしており、歴史的、倫理的に日本人にはなじみのないものです。

医療に市場原理主義を持ち込もうとする働きかけが、アメリカから日本に対して加えられています。経済財政諮問会議の一部のメンバーは、自らのビジネスチャンスの気配を嗅ぎ取り、これに呼応しているように思います。患者は自分ではそれと意識せずに、医療を市場原理で運営することでしか対応できないサービスを求めている。一方で、少なからざる医師が、現在の医療費抑制政策に絶望し、医療を市場原理にゆだねることを望んでいる。

最終的に、進む方向は、政治制度を介して国民が決めることになります。方向を決める前に、個人間の競争がどのようなものか見据える必要がある。あなたは、本当に個人で競争する覚悟がありますか。

立ち去り型サボタージュ

現在、日本の医療は医療費抑制と安全要求という相矛盾する二つの圧力にさらされています。労働の密度が高くなり、しかも労働時間は長くなっている。

世間では、医師は高学歴、高収入と思われがちです。だから医師をバッシングすることに、ある種のカタルシスがあるのかもしれません。しかし、勤務医は当直明けもそのまま勤務を続けなければなりません。日本福祉大学教授の近藤克則氏によると、国立大学病院の研修医の一週間あたりの労働時間は九十二時間に達する。大半の勤務医は労働基準法に違反するような条件で働かされているのです。とくに、大病院では勤務医の収入は多くありません。高度医療を提供するためには、超高額の医療機器を備える必要があります。放射線治療を行うには特殊な壁が必要です。手術室は細かいフィルターを通した空気を取り入れて、内側の気圧を高くして、常に内から外に空気が流れるようにしています。小さい病院とはケタ違いの設備投資が必要になります。医療安全に対する組織的取り組みも多くの専門家と時間を要します。それにもかかわらず、外来診療の診療報酬は病院に対して不利に設定されています。大病院は慢性的な資金不足なのです。しかも、医師は知識や技量を向上させるために、しばしば、異動します。このため、勤続年数が短く退職金はないに等しいのです。

日本の勤務医は、新古典派経済学が前提にするような自己の利益の拡大をはかる経済主体ではありません。ほとんどの勤務医は、自らの知識と技量に自負を持ち、病者に奉仕することで得られる満足感のために働いている。だからこそハードワーク・ローリターンに耐えて、苦行僧さながらに働いてきたのです。繰り返しになりますが、医療従事者は非常に苛酷な状況に置かれ、しかも社会の要求が厳しくなる一方です。理不尽だと思う攻撃を受けつつ、攻撃の相手に奉仕しないといけなくなると、当然ながら医師としての誇りは損なわれ、士気は失われます。

医療が崩壊するスピードは私の予想をはるかに上回っています。全国の医師がリスクの高い病院診療から、小規模の病院に、さらに、開業医にシフトし始めています。患者との紛争、労働時間、収入とあらゆる面で開業医が有利でした。このような私の意見に一部の開業医は反発を示しますが、そのとおりだと正直におっしゃる方もいます。しかし、これからは、開業も楽ではない。すでにかなり厳しくなってきています。千葉県で開業している友人から、近所で最近開業した医師が、借金を返済できず、自殺したという話を聞きました。

開業も、もっとお金を儲けたいからという理由ではなくなっている。過労死しても不思議ではないような苛酷な労働環境と、善意の医療行為が憎悪の対象にされ、刑事訴追さえされかねないというストレスから逃れるためです。自分と家族の生活を守るためにそこそこでもいいから、と中堅の勤務医が開業するのです。

過酷な勤務と過大な責任、加えて、患者からの攻撃に意欲を失い、多くの医師、看護師が病院勤務を離れつつある。私はこの現象を「立ち去り型サボタージュ」と呼びました。サボタージュとはもともと労働争議における破壊活動を意味しましたが、日本語では破壊活動という意味は消失し、労働争議での怠業という意味になった。単に怠けるだけという意味でも使われています。私は離職に抗議のニュアンスを付与するために、この言葉を用いました。

厚生労働省の「医師の需給に関する検討会」でも医師不足が問題にされています。ある委員は、医師不足が顕著になっている要因として、医療の専門分化、高度化による影響の他、インフォームド・コンセントなど患者への説明時間の増加、医療の安全と危機管理への対応、勤務医の生活の質の低さなどを挙げています。

権丈善一氏は、前に引用した『勿凝学問48』という文章のなかで、新聞に出てくる記事数を検索しています。朝日、毎日、読売、日経の四紙で「医療事故」は九八年まではごくわずかでしたが、九九年に急激に増えます。

「医師不足」で検索すると、これもかつてはほとんど報道されていませんでしたが、○

三年に急増します。医療事故に遅れること四年で、医師不足の報道が急に増えている。

二〇〇〇年十一月一日付の朝日新聞（名古屋版）の「声」には、以下のような投書が載っていました。

「最近、世間を騒がせている数々の医療事故。記事を目にするたびに恐ろしくなる。生きていれば病院のお世話になることが必ずあるが、現状のままの医療が続くなら、病院に行かずに済むなら済ませたいものと思ってしまう。しかし、そうもいかない。

常々、私は骨髄移植に関心を持っていた。ドナー（臓器提供者）の登録はまだしていないが、もっと安全に、そして簡単に骨髄の提供が出来るようになれば、提供をしてもいい、と思っていた。

しかし、今では、自分自身のことで病院に行くのが怖いほどだから、骨髄移植のことまで到底考えが及ばない。私のように考えている人は、ほかにもいるのではないか。

一般社会では、人の命を奪おうものならそれ相当の処罰を受ける。命を奪われた人の家族のことを思えば至極当然のことだ。それなのに、医療事故を犯した医師たちは大した罪を問われないまま平然と医療業務を続けている。

私たちには、自分や家族の命を預けるのに信頼できる医師を正しく判断して選ぶだけの手段がない。せめて、過ちを犯した医師らの名前はすべて公表すべきだと思う」

この投書は、前月に起きた骨髄移植ドナーの腹腔出血の事故の報道を受けてのものと思われます。ちなみに、この事故は、非血縁者間の骨髄移植二九〇〇例で初めてのことだったと報道されていました。このドナーは千五百ミリリットル程度の出血があったが、その後の経過は良好でした。投書は、医療事故を犯罪と同様に「犯す」ものとして位置づけています。医療事故を善悪の問題として考えている。自分が不安だから、医師を攻撃するのが当然だと考えている。朝日新聞への投書は山のようにあり、ほんの一部しか掲載されません。選択するのに、それなりの意図がある。私は、当時の「声」の欄の編集者の見識に疑問を持ちます。どのような意図があったか知りませんが、こんな魔女狩りみたいな新聞報道が続くと、患者側の攻撃がますます強くなる一方で医師はどんどん萎縮していきます。

先に述べた福島県立大野病院事件では、妊婦が癒着胎盤による大量出血のために死亡しました。戦後、日本では毎年四千名ほどの周産期妊婦が死亡していました。近年では、四十〜八十名ぐらいで推移している。世界的にみても最も低い数値ですが、このために、妊婦が死亡すると強い憎しみが生じ、医師が犯罪者にされてしまうのです。

この事件が報道される以前の〇五年九月に、福島県の状況について、福島県立医大の内科の教授と話をしました。県内の別々の基幹病院の内科部長四人が突然辞めたため、とても困っている状況だと説明してくれました。また別の医師によれば、いわき市で一番大きな病院の産婦人科部長が辞職して小さな病院に移り、産科診療を行わず婦人科のみ診療している、とのことでした。そもそも医師の士気は低下していた。このような状況の中で事件がおきました。事件が医療を破壊しかねないことが、分かっていただけると思います。

こうした例は福島県に限りません。じつは、私の勤務する虎の門病院でも、部長職にある医師がつぎつぎに定年前に辞めるということが続いています。虎の門病院はブランド病院といわれて、医師をひきつける魅力を持っているとみなされてきましたが、それでも、このような状況なのです。

今のような刑事司法の介入は、医療をよりよくする方向には働いていません。医療従事者の離職を促進し、明らかに医療崩壊を促進しているのです。

第七章　医療崩壊を防げるか

医療事故を防止する

医療事故を防止するために病院がどのような対策をとっているのか、第四章で説明しました。

政府には、厚生労働省の医政局総務課に医療安全推進室が設けられています。しかしここは本来司令塔であるはずなのに、人事異動のために担当者がしばしば交代してしまう。医療安全推進室長と、初めて個人的に知り合いになってから一年半後、三人目の医療安全推進室長と挨拶を交わすことになりました。それぞれ優秀な方々ですが、いくら優秀でもこれでは専門家としての知識が集積されにくい。医療の安全は継続性が大切な仕事ですから、官僚としての序列の外において、専門職として大学や研究所の研究職との間を行き来するほうが、政策の質が高まり、一貫性が保てると思います。

病院の機能評価を目的として設立された財団法人「日本医療機能評価機構」のなかに、「医療事故防止センター」があります。これが、全国的な医療安全の実働部隊になっています。〇四年十月より、医療事故の報告制度ができ、ここで、事故の情報収集と分析を行っています。教育活動も行っていて、〇六年十二月から、医療事故に関する情報を毎月一回程度発信しはじめました。医療事故情報を一ヶ所に集積するというのは、日本だけの試みだそうですが、私もこの医療事故防止センターの総合評価部会の委員をしており、報告書の作成や教育活動など、医療の安全対策に関わっています。

また「医療の質・安全学会」というものが作られました。この学会では、現在、検討すべき課題をリストアップし、それぞれについて、担当者を決めて、今後の研究を進めていこうとしています。〇六年十一月に第一回の学術集会が開かれ、トヨタ自動車の幹部が自動車産業としての品質管理について講演を行うなど、医療関係者にとどまらず、これまでの枠組みを越えて幅広く学際的な研究を進めて行こうというのが趣旨になっています。徐々に、言葉や概念が統一され、安全への取り組みが体系化されていくと予想します。こうした取り組みは世界同時に行われていて、WHO（世界保健機関）の中に医療安全についての専門部局ができたのも、最近のことです。

医療事故はなくならない

日本の医療は今、崩壊の危機に瀕していますが、それを防ぐためには医療事故を減らす努力だけでは不十分です。第一、二章で述べたように、医療事故はどんなに努力をしても消滅させることはできません。

現在の、民事裁判による医事紛争処理には、先に述べたように、多くの欠点があります。事実関係の認定が科学的調査からは程遠いものになっている。医療の実情を認識せずに、現実とかけ離れたルールを想定して判断が下される。医療側のみならず、患者側も裁判による紛争解決に満足していません。そして、なにより、公平でないことが大きな欠陥です。

医療事故が起こることを前提として、公平な処理システムを医療制度に組み込まないといけません。具体的には専門の医療事故調査機関、被害者への公平な補償制度、安全性の向上を目指す行政処分制度の整備がどうしても必要です。何より患者側との軋轢を小さくしないと、医師や看護師の病院からの離職は止められません。

〇五年から、医療関連死の原因究明のためのモデル事業が行われています。診療行為に関連した死亡については、臨床医の立会いのもとで、法医学者、病理医による解剖を行い、死因を確定し、診療内容についても専門的に詳しく調査分析をしていく。その結果は医療機関と遺族側に報告されるとともに、事務局ではそれに基づいて予防・再発防止策が検討されるのです。医療の質と安全を高めていくためのモデル事業は、当初数年間行われる予定でした。しかし、医療崩壊が現実となるにしたがって、モデル事業としてではなく、実際にこうした機関を〇八年にも作ろうという動きが出てきました。

しかし、今行われている事業には、多くの欠陥があります。第一に医師の学会が主導していることです。学会というフィルターを通して出てくる医師は、大学の中にいて、医療現場に詳しくないことが多い。どうしても、実務能力がない人たちが多くなります。法医学者が、あまりに臨床の現実を知らなさ過ぎるというのも、一部ではかなり問題になったと聞いています。医療は、現場の人間でなくては分からないことがたくさんあるのです。

さらに医師だけの団体であることも問題です。医師には分からないことも多い。例えば、日常的に使用される医療機器が高度になっている。医師、それも比較的高い立場にいる医師は、医療機器については全く知識を持ちません。大学教授で点滴ポンプを操作できる医師はほとんどいないでしょう。また、薬剤の安全管理は薬剤師が関与するところが大きい。看護師の業務についても細かいことまではなかなか分からない。現代の医療は多くの職種の専門家が関与し、やっていることの種類が増え、内容が複雑になった。医療の安全と質を全体としてレベルアップするためには、看護師、薬剤師、放射線技師、臨床工学技士など多くの職種の人たちが医師と横並びで取り組まないといけません。

組織整備と法制度の改正を

第三者による調査が必要な医療事故の数がどのくらいあるか。医療事故報告制度での報告数、義務として報告しなければならない医療機関の病床数による推計、それから虎の門病院での二〇〇四年度のオカレンス報告のデータによる推計、を個人的に行ってみました。過失の有無とは関係なく、医療に関連して身体傷害や死亡をきたし、患者・家族が不満を持つ事例は、全国で年間一万三〇〇〇～二万六〇〇〇件発生することになります。もっと多いというのがこれまでの予想でした。いずれにしても、現時点で正確な予想は不可能ですが、相当数の紛争が持ち込まれることになることだけは間違いないと思います。この不満をそのまま放置すると、患者側と医療側の対立は深まる一方となり、結果として医療従事者の離職は止められません。

将来のあるべき医療事故調査機関は、様々な条件を満たさないといけません。患者側の訴えに応じて調査を開始する。多数の調査を実施できる。調査員は医療の現場を熟知している。医師、看護師、臨床工学技士、薬剤師など多くの職種の出身者が揃っている。片手間では不可能ですから、一ないし二年間ぐらいは調査に専従する必要がある。さらに、専従にするとなると、学会が医療従事者を雇っているわけではないので、その後の復職を考えると、学会はこの事業の主体にはなれません。

どうしても、病院団体が人材提供の要にならざるをえない。病院から調査機関に出向させて、一定期間専従させた後、元の職場に戻すという方法がいいでしょう。調査機関の勤務経験者が病院の幹部になれば、医療の安全と医療事故の処理は格段に改善される。日本の医療全体として、多大な底上げにつながるはずです。医療従事者、とくにそれなりに責任ある立場の医療従事者は、医療事故調査機関が設立された際には、全面的に協力する態勢をとらなければなりません。機関で調査に従事するということも、専門家としての責務だと私は思います。医療事故を適切に解明し、紛争を適切に収拾するということは、これからの医療において非常に重要です。ここに人材を供給できなければ、専門職としての存在理由が疑われてしまいます。

事故調査機関での調査結果をどのように使うかが問題となります。私は、調査結果を公平な紛争処理のために使うべきだと思っています。特許庁では特許に関する審判を行っている。これは民事裁判の第一審に相当します。調査機関が成立すると、裁判が簡単に起こせるようになります。民事裁判が激増して処理しきれなくなると予想する。私は、事故調査機関の調査結果に絡めて、民事裁判の第一審に相当する判断を下す専門機関が必要だと思っています。これをどの段階でどのように組み込むかは今後の問題としても、現行の民事裁判での賠償をそのままにすると、混乱に拍車がかかるようになると予想するからです。

第三章で触れたように、スウェーデンでは、医療提供者の過失を証明することなしに、患者側と医療提供者を争わせずに、避けられた傷害について、補償という形で被害者を救済しています。補償に際して、誰がどう悪かったのかという責任追及はしません。アメリカでは、日本の十倍、二十倍もの頻度で医師が訴えられ、訴訟のための保険料が高騰しています。医療訴訟が医師の診療行動にまで影響を与えているアメリカでも、公平で素早く、費用が適切な範囲内にあるスウェーデンの無過失補償制度への関心が高いようです。スウェーデンでは、患者と医療当事者の双方に大きな不満がないなど、日本にとっても参考になる制度だと思います。

知人のある弁護士の意見ですが、民法第七〇九条の不法行為法による解決をそのままにしておくと、どうしても、今までのような民事裁判は避けようがない、公共財として提供されている保険診療については（公的な保険を使わない自由診療についてはこの限りにない）、医療についての契約を明確にして、重過失など特殊なものを除いて、紛争の処理方法について、最初から規定し、民法第七〇九条を適用しないことも考慮に値するとしています。私は、この規定に無過失補償を組み込めばよいと思っています。

もちろん、避けようのない死まで、補償の対象とするべきではありません。死そのものがあってはならないというようなものですし、病院で死ねば補償金が出るとなると、医療だけでなく家族の成り立ちまでも歪んでしまいます。

調査機関には法律家も参加して、犯罪性のあるものは検察に通知するようにする。前章で述べたように、刑事訴追は、個人的には故意犯に限定した方がいいと思っています。

故意犯罪だと分かった時点で、検察に引き継ぐようにすればよい。

いずれにしても、どのようなものを刑事罰の対象とするかについては、さまざまな立場の人間による議論と、最終的には国会での権威付けが必要になります。故意犯以外まで刑事訴追の対象とするのなら、医事刑法のようなものを作り、医療における犯罪を明確に規定すべきです。重過失に限定すればよいという意見もありますが、何をもって重過失とするのか、医療を専門としていない人たちにとっては判断がややこしくなる。仮にシステムエラーであっても、患者が死亡したとなると、法律家は科学的議論や思考方法が不得手なので、感情的になりがちです。まるで殺人事件のような扱いにさえなる。冷静な判断を期待できないようなら、故意犯でないものは、定義を明確にした方がいいと思うのです。

行政処分と調査機関の関係も議論しておく必要があります。スウェーデンでは無過失補償に伴う調査と行政処分は完全に切り離されている。アメリカでも民事裁判と行政処分は切り離されている。医療事故調査機関による調査結果をすべて行政処分に絡めると、真実が究明しにくくなるなど難しい問題がでてくるかもしれません。いずれにしても熟慮が必要です。

第三章で少しふれましたが、行政処分制度については、個人に対する処分の原理とそれに基づくルールを作る必要があります。システムエラーとして起きた事故に対しては、病院を指導、あるいは、処分する。意図的なサボタージュや規則違反など、医療従事者個人の責任が大きいものについては、免許停止などで個人を処罰する。ただし、規則には、厚労省が病院を縛っている規則にしばしばみられるように、建前優先でとうてい守れないものもあります。そもそも無理な規則を破ったからといって医師個人を処分するのでは、処分される側の納得が得られません。納得できない処分は、医療崩壊の現状をみても分かるように士気の喪失を招き、医療そのものも運営に支障をきたすことになります。能力不足については、再教育、あるいは、免許の制限（例えば手術の禁止）で対応します。いずれにしても、合理的な原理と、それに基づくルールを作らなくてはなりません。人員不足や投資不足による事故、誰がそこにいても防ぎようがない事故については、行政処分の対象とすべきではありません。

『全体主義の起原』と『大衆の反逆』

しかしながら、これで医療崩壊が防げるかとなると、まだまだ疑問です。

私が尊敬する先輩医師は、「日本人がすっかり変容してしまった。壊れている。いくら制度を変えても攻撃はなくならず、医療の崩壊は止められない。行き着くところまで行くしかない」とまで言いました。こういう意見はかなり多く、日本人そのものが自己統御する能力をなくしている、粗暴になっているという見方は、実はメディアの中からもよく聞こえてきます。

いずれにしても、このような医療への攻撃は日本固有のものではなく、イギリスでも同じように医療は攻撃されています。

大衆による攻撃行動は、今に始まったことではありません。ハナ・アーレントという政治哲学者がいます。ナチによるユダヤ人虐殺を動機として、『全体主義の起原』という有名な本を書きました。ナチは普通の人たちであり、普通の人たちがさしたる理由もなく、大虐殺を行いました。アーレントはこれを凝視します。

この本の中で、大衆による攻撃について、トクヴィルの「大発見」を紹介しています。

「フランスで大革命の初めに突然堰を切った貴族階級に対する一般の憎悪の理由と動機」

「貴族階級は決してその権力の絶頂にはおらず、抑圧だの搾取だのといった直接の原因はもはやまったく存在しなかったからである。一見したところ、まさに誰の目にもあきらかな権力喪失が民衆の憎悪をかきたてたのだ」

ギロチンで首を斬る。おそらく、それがさらに興奮をかき立てた。抑制するものがなければ、憎しみが出てくる。苛烈な絶対権力者は恐れられることはあっても、憎まれることはない。弱くなった、権力を喪失した貴族に対して初めて憎悪が出てくる。これは、人間の性質に基づくものだろうと思います。

歴史を学べば、人間に全幅の信頼をおくことはできないことが、多数の実例をもって証明されています。状況によっては、人は皆、恐怖に駆られて、あるいは、さしたる理由もなく、人を殺します。日本でも、関東大震災では、普通の人たちが在日朝鮮人を多数殺害しました。内務省調べで、朝鮮人二百三十一名、中国人三名、間違えられた日本人五十九名が殺害されました。東京大学の吉野作造氏の調査では、犠牲者は二千七百十一名でした。朝鮮人を虐げていたという自覚が恐怖を生み、攻撃行動につながったと分析されています。

オルテガ・イ・ガセットというスペインの哲学者がいます。一九三〇年に『大衆の反逆』（ちくま学芸文庫）という本を書いた。オルテガは、当時ヨーロッパで、大衆が完全な社会的権力の座に登ったと指摘します。この大衆の心理的特徴は、自分の生の欲望を制限なく膨らませることと、欲望を満たしてくれる制度や努力の蓄積に一切恩義を感じないことだとします。

「彼らは、文明の利点の中に、非常な努力と細心の注意をもってして初めて維持しうる奇跡的な発明と構築とを見てとらないのだから、自分たちの役割は、それらを、あたかも生得的な権利ででもあるかのごとく、断乎として要求することにのみあると信じるのである。饑饉が原因の暴動では、一般大衆はパンを求めるのが普通だが、なんとそのためにパン屋を破壊するというのが彼らの普通のやり方なのである」

大衆は、「現在のあるがままの自分に満足」しており、「しいてうぬぼれる必要もなく、ただ天真爛漫に、自分のうちに見出すもののすべて、つまり、意見、欲求、好みなどをこの世において最も自然なものと考え、良いものとみなす傾向をもつ」のです。その原因を、「いかなるものもまたいかなる人も、彼に対して、彼自身が二級の人間であり、きわめて限られた能力しかもっておらず、彼の自分自身に対するあのような自己評価の根拠となっている幅広さと満足感を彼の生に与えている組織そのものを、自ら創造することも維持することもできない人間であることを自覚するよう強制しないから」だと厳しい指摘をします。

こうした大衆に対し、オルテガは貴族を対峙させます。世襲の身分としての貴族ではありません。オルテガのいう貴族とは「つねに自己を超克し、おのれの義務としおのれに対する要求として強く自覚しているものに向かって、既成の自己を超えてゆく態度をもっている勇敢な生」です。これに対し、大衆を、「凡俗で生気のない生、つまり静止したままで自己の中に閉じこもり、外部の力によって自己の外に出ることを強制されないかぎり永遠の逼塞を申し渡されている生」と対比してみせます。

当時、ヨーロッパは第二次世界大戦に向う混乱期にありました。サンディカリズムとファシズムに対し、オルテガは、「ヨーロッパに初めて理由を示して相手を説得することも、自分の主張を正当化することも望まず、ただ自分の意見を断乎として強制しようとする人間のタイプが現われた」と酷評します。自分の考えを変えることがありうるという前提がなければ、対話は成立しません。

さらに悲痛な懸念を表明します。

「自由主義は、敵との共存、そればかりか弱い敵との共存の決意を表明する。人類がかくも美しく、かくも矛盾に満ち、かくも優雅で、かくも曲芸的で、かくも自然に反することに到着したということは信じがたいことである。したがって、その同じ人類がたちまちそれを廃棄しようと決心したとしても別に驚くにはあたらない」

実際、数年後、スペインは内戦に突入し、スペイン各地でゲルニカのような悲劇が繰り返され、自由主義はフランコの全体主義に取って代わられたのです。

医師の応召義務と緊急避難

現在の医療への攻撃は、民主主義そのものに内在しているようにもみえます。現在、地方公共団体の病院で医師の大量辞職が目立っています。地方公共団体では、地方公共団体としての縛りがあり、迅速な意思決定ができにくいこと、また、事務職員が県や市の職員であり、病院運営のプロとなっていないことが、経営を悪化させる原因となっています。しかし、何よりも、有権者と地方議員の距離が近く、いわば直接民主主義に近い形になっていることも崩壊の大きな原因になっているようにみえます。議員は有権者（＝患者側）からの要求や苦情を客観的に評価することなく、そのまま病院にぶつけます。院長は議員の無理難題を反論もせずに、そのまま現場に伝える。これが院長の保身につながる。ぎりぎりの状況で働いている医師は、患者のわがままがまかり通る事態に、ある時点で辞職を決意します。残った医師に負担がかかり、やがて大量辞職になってしまう。

もし、権威の喪失が攻撃の引き金になっているとすれば、医療側が講じているさまざまな改善策そのものが、かえって大衆の攻撃を促進させ、崩壊を早めてしまう可能性もあります。それでも、いま医療側が行っている説明の徹底、透明化の努力を放棄することはできません。なぜならこれ自体が進歩であり、価値あることだと信ずるからです。

だからといって、一部の患者の問題行動をそのまま放置すると、医療を破壊しかねません。医療側は患者に問題行動があっても、たしなめる方法を持たない。あるいは、あえて持とうとしていない。医師は応召義務を過大にとらえすぎており、悪口雑言あるいは暴力に耐えながら診療を続けているのです。

ある講演で、こんな質問を受けました。「大学病院で救急患者を診療していた。そこへ酔ったやくざが割り込んできた。患者を守るために、そこにいた二人が怪我をさせられた。医療従事者は攻撃能力を持っていないし、もしあったとしても医療現場で暴力をふるうことはありえない。では、この怪我をした人は逃げてよかったのか？　逃げると非難されるのではないか？」というのです。こんな質問をするほど人がいいのは、日本の医療従事者だけではないでしょうか。

法律の世界では、自分の生命が危険に晒されたときに逃げることは、当然のこととされます。もっと積極的な行動すら許されます。緊急避難という考えが刑法にあります。例えば、溺れたときに一人だけがやっと助かるような木につかまっている。そこにもう一人、溺れた人がその木につかまるようになった。二人では助からない。そのときに、相手を蹴飛ばして向こうに追いやり、結果として死に至らしめても、その人は罪に問われないのです。これを緊急避難といいます。

ですから逃げてもかまわないわけですが、日本の医療現場で働く人たちは本当にまじめです。怪我をさせられても、逃げずに頑張る義務があると思っている。こういう医療従事者に暴力をふるうのは、許されることではありません。

患者からの医療従事者への暴力はイギリスでも問題になっていますが、日本でも高い頻度で発生しています。栗田かほる氏（北里大病院）は、二〇〇二年に二つの大学病院の看護師千二百五人を対象に、アンケート調査を行いました。「過去一年間に患者から暴力を受けた経験がある」と答えた看護師は六七・五パーセント。その内訳は、殴る・蹴るなどの身体的暴力が五八・六パーセント、大声で怒鳴るなどの言葉による暴力が二五・九パーセント、セクシュアル・ハラスメントが一四・〇パーセントでした。このような暴力行為は許されるものではない。悪質なものは警察に突き出すことが必要です。また、医師と患者の契約をもう少し明確にして、患者の行動によっては医療契約を医療側から解消できるような条件を明確にしておくべきです。

医師法第一九条で「応召義務」が規定されています。正当な事由なしに診療を断ることができないということですが、逆に言えば、正当な事由があれば断ってもいいということです。私は、断るための条件を明確にすることが、医療を保全して普通の患者を守るために必要だと思います。

こうした点で模範とすべきは航空業界です。飛行機の中で酒を飲んで暴れたり、客室乗務員にセクシュアル・ハラスメントをする乗客が昔はたえませんでした。〇二年、日本の各航空会社（JAL、ANA、JAS）が機内での迷惑行為を集計し、そのデータを元に、定期航空協会名で「急増する機内迷惑行為とその防止対策の必要性について」という冊子を発行して、迷惑防止についての立法を訴えました。こうした努力の結果、〇四年には航空法が改正されました。機長が命令しても迷惑行為を止めないときは、近くの空港に臨時着陸してでも、警察に突き出すことができるようになった。実際にそこまですることはめったに起きていませんが、航空会社が毅然とした態度をとり、それを法律が後押しすることで、機内の安全と安寧が保たれるようになったのです。

医療では、診療を断る理由を明確化するだけで十分な効果が得られると予想します。日本の大病院、せいぜい五つぐらいの病院で共通ルールをつくれば、全国で通用するようになる。普通の患者を普通に診療するため、システムを保つためには必要なことなのです。

緊急に国民的議論を

これまで述べてきたように、日本ではイギリス型の医療崩壊が発生し、国民に適切な医療サービスが提供できなくなりつつあります。本格的な対策を早急に講じなければいけません。

本書の冒頭で、死生観を含めて医療についての考え方の齟齬が大きいことが最大の原因であると述べました。各種の具体的対策を講じても、本質的な考え方の齟齬がそのままでは、有効なものになりません。まず最初に、日本人の行動様式を含めて、基本的な認識と考え方について、国民に注視される中で象徴的議論を行い、総論としての齟齬の解消を図らねばなりません。

解消が図れずとも、せめて認識の違いを明確にしなければなりません。その上で、医療事故の調査、公平な補償、医療事故に関する刑事責任と行政処分のあり方を総合的に検討するのです。繰り返しになりますが、事態は緊急を要します。

『医療崩壊』の巻末に、『医療事故市民オンブズマン　メディオ』の阿部康一氏の論文を掲載させてもらいました。阿部氏は患者側に立って医事紛争・訴訟の手助けをしている。私は病院側の人間です。まったく逆の立場ですが、阿部氏も私も結論としてはあまり隔たりがないのです。

したがって、国民的な議論を通して一致点を明確にし、その上で具体的改革案を考えることは、実行可能な現実的な案だと思います。現在の医療危機の原因が、考え方の齟齬にあるとすれば、解決のために、国民的議論は避けて通れないと私は確信しています。

あとがきに代えて――「厚労省に望むこと」

『医療崩壊』の出版後、休日には、しばしば、全国各地に講演のためによばれるようになりました。全国で医療従事者や患者と話していて、多くの人が、現在の医療の状況について、私と同じ認識を持っていることが分かりました。さらに、全国的に、相当なスピードで医療崩壊が進行していることも分かりました。

この本を読んでいただいた方には分かっていただけると思いますが、崩壊しているのは、医療だけではありません。教育現場の崩壊は医療よりもっと大きな問題です。日本人そのものが変容しています。ある国立大学病院の院長は、「日本人のたががゆるんでいる」と表現しました。

過日、厚労省の医系技官と話す機会がありました。厚労省に何を望むのかを話してほしいと、前もっていわれておりました。

どのような心構えで現在の危機に対応するのか。厚労省でいくつかのことを申し上げました。「厚労省に望むこと」を最後に提示してあとがきとします。これは、私自身の心構えでもあります。また、すべての国民に望むことでもあります。

「厚労省に望むこと」

現在、日本の医療が崩壊しつつあります。厚労省の官僚は、口ごもりがちだった今までの態度を変化させる必要があります。今の状況はそれを許すと思います。

第一に、歴史の大きな流れの中で現在を位置づけることを求めます。我々は、どこから来たのか、どこに行くのが適切なのか、歴史の流れの中で考える必要がある。現在の危機はチャンスでもあって、日本の歴史の転換点になりえます。とにかく、小手先の解決ではなく、根本的な改革案を考える必要がある。実現性についてはその後で考えれば良いことです。大きな案の実現性は意外にあるものです。歴史は終わるのではなく、継続します。しかも、社会の変化は長い目でみれば大きいし、必ず変化するものなのだから、そのつもりで変化を制御しなければなりません。短い時間枠の中で絶望するのは合理的でない。大きな案が実行に移せない場合でも、実際の対応策の良否を、歴史の視点に立った根本的な改革案との対比で考えなければなりません。

第二に、思想・コンセプトの問題に正面から取り組む必要があります。現在の医療の危機は、制度や人間の行動の背後にある思想の齟齬によるところが大きいと思うのです。思想の問題に正面から取り組む必要があります。私は、思想を扱う担当者が必要だと本気で思っています。公務員は憲法における立場上、自らが、思想の唱導者になることは難しいかもしれない。しかし、意識する、しない、にかかわらず、思想のせめぎあいに参加していることは間違いありません。参加しているのだということを明確に意識して、医療に関わる思想の問題を掘り下げることを望みます。現在の日本を支えている思想群がいかなるものなのか。互いの対立点、矛盾点は何なのか。それぞれの思想は、現実に対するときにいかなる利点があり、いかなる問題をはらんでいるのか。もし、思想運動が必要なら、どのような方法がありうるのか。誰がそれを担うのか。様々な思想をもつ外部の人間の議論を、思想の問題が明らかになるようにセットすることぐらいはできるはずです。現実には、多くの官僚が、もっと踏み込んだことをやっています。たぶん思想から離れた行政というものがありえないからでしょう。必要なら外部の人間と協力するぐらいのことは考えるべきです。

第三にリアリズムです。現実の人間のいやな部分を正視する必要があります。人間はコントロールがなければ暴走します。一定の条件下に置かれると、日本人も大虐殺をしかねない。何も、厚労省が高い立場から善導せよというのではありません。国政を三権に分け、互いにチェックさせバランスをとっているのと同様に、個々の人間（患者と医療従事者）に対しても、暴走を制御するには、チェック・アンド・バランスが必要だということです。

さらに、メディアの持っている無責任な甘いコンセプトを捨て去る必要があります。「安心・安全」などという状態はないのです。ないものを求めると無理が生じます。幻想にとらわれてはなりません。統治に虚構がつき物なのは常識かもしれませんが、虚構であることが被統治者に明らかになった後でも、なおもそれを押し通そうとすれば、統治の正当性が傷つきかねません。一〇〇パーセントの安全を求めると現場に無茶な責任を負わせることになります。現場からの信頼をなくすだけでなく、士気を奪います。現状は、守れない規則だらけです。法令が実情にあっているか検証すべきです。

状況を正確に把握するためには、数字で表現された現場の実態だけでなく、現場の人間の認識と考え方を、本気で収集する必要があります。考え方も社会を動かす立派な現実です。

日本の医療費は、世界的にみて低く、ぎりぎりの状態で運営されています。もし、費用を抑制するとすれば、どのサービスをやめるのか、あるいは、サービスの質をどこで落とすのかがセットで議論されなければならない。それを国民に納得させることを恐れたり、怠ったりしてはなりません。

最後に、現在の医療危機への対応は、歴史を作る作業に他なりません。未来の日本人に対しても責任が生じる。関わる人間には、使命感が求められます。当然のこととして私は厚労省の職員に使命感を要求します。

二〇〇七年四月

小松秀樹

小松秀樹　1949(昭和24)年香川県生まれ。東京大学医学部卒。都立駒込病院、山梨医科大学（現・山梨大学医学部）助教授などを経て、現在、虎の門病院泌尿器科部長。

Ⓢ新潮新書

218

医療《いりょう》の限界《げんかい》

著　者　小松秀樹《こまつひでき》

2007年6月20日　発行
2011年4月10日　18刷

発行者　佐藤隆信
発行所　株式会社新潮社
〒162-8711　東京都新宿区矢来町71番地
編集部(03)3266-5430　読者係(03)3266-5111
http://www.shinchosha.co.jp

印刷所　二光印刷株式会社
製本所　株式会社植木製本所

ISBN978-4-10-610218-9　C0247

Ⓢ新潮新書

新潮新書

197
「法令遵守」が日本を滅ぼす
郷原信郎

「法の遵守を徹底せよ！」とは経営者の常套句。だが、実はこうした法令遵守原理主義こそが、会社はおろか国の根幹をも蝕む元凶だった——。あなたの会社もコンプライアンス病？

201
不動心
松井秀喜

選手生命を脅かす骨折。野球人生初めての挫折。復活を支えたのは、マイナスをプラスに変える独自の自己コントロール法だった。初めて明かされる本音が詰まった一冊。

205
新聞社
破綻したビジネスモデル
河内孝

潰れるか、生き残れるか。自家中毒の販売合戦、広告収入の減少、急伸するＩＴ、多様な危機が新聞ビジネスを包囲する。元大手紙幹部が明かす、深刻な経営実態と再生に向けた改革案。

210
高層難民
渡辺実

近代都市に巨大地震が発生すると、超高層住民の難民化をはじめ、想像を絶する事態がやってくる。来るべき大震災の様相を展望し、併せて「生き残りのノウハウ」を詳述。

403
人間の往生
看取りの医師が考える
大井玄

現代人は、自然の摂理と死の全身的理解を失っている。在宅看取りの実際と脳科学による知見、哲学的考察を通して、人間として迎えるべき往生の意義をときあかす。